Renate Werner

ZUHAUSE STERBEN

Renate Werner

ZUHAUSE STERBEN

Was Sie wissen müssen.
Wie Sie sich vorbereiten können.
Wo Sie Unterstützung bekommen.

Claudius

RENATE WERNER

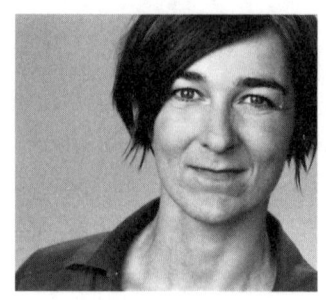

Filmemacherin und Journalistin für ARD und ZDF, Auslandsprojekte in den USA, Korea und Kolumbien. Für die Reportage „Schaltet mich ab! Patientenverfügung im Ärztealltag" für Das Erste 2010 begleitete sie einen Monat lang Ärzte und Patienten in einem Kölner Krankenhaus. Für die Dokumentation „Zuhause sterben" für Das Erste 2012 recherchierte sie anderthalb Jahre und begleitete Palliativärztinnen, Pflegekräfte, Seelsorger und Hospizhelferinnen bei ihrer Arbeit, mit intensivem Kontakt zu Patientinnen und Patienten. Beide Filmprojekte wurden mit dem Film- und Fernsehpreis des Hartmannbundes ausgezeichnet.

www.zuhausesterben.de

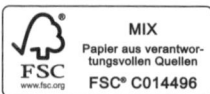

Bibliographische Informationen Der Deutschen Nationalbibliothek
Die Deutsche Nationalbibliothek verzeichnet diese Publikation in der Deutschen Nationalbibliografie; detaillierte bibliografische Daten sind im Internet über <http://dnb.d-nb.de> abrufbar.

© Claudius Verlag München 2014
Birkerstraße 22, 80636 München
www.claudius.de

Das Werk einschließlich aller seiner Teile ist urheberrechtlich geschützt. Jede Verwertung außerhalb der engen Grenzen des Urheberrechtsgesetzes ist ohne Zustimmung des Verlags unzulässig und strafbar. Das gilt insbesondere für Vervielfältigungen, Übersetzungen, Mikroverfilmungen und die Einspeicherung und Verarbeitung in elektronischen Systemen.

Umschlaggestaltung: Guter Punkt, München
Foto Umschlag: © mauritius images / SuperStock
Foto S. 4: © Jochen Nies
Layout und Satz: designraum.gundolf, münchen
Druck: GGP Media GmbH, Pößneck

ISBN 978-3-532-62464-7

Wenn Sie gesund sein sollten, aber einen Erkrankten in Ihrer Familie oder Ihrem Bekanntenkreis haben, dann kümmern Sie sich um ihn, auch wenn Sie Angst haben, dass es Ihnen zu schwer wird. Teilen Sie sich die Hilfe mit anderen. Ohne meine Freunde ... hätte ich es nicht geschafft, den Schock und die damit verbundenen, schier unendlichen Ängste zu überwinden.

Christoph Schlingensief (1960-2010)

Inhalt

10 Einleitung

13 Danksagung

14 Sterben in Deutschland
14 Zahlen und Fakten
16 Die Geschichte des Sterbens

19 Die Diagnose
19 Palliativmedizin – was ist das?
20 Die fünf Phasen bei unheilbar Kranken

24 Was muss ich jetzt organisieren?
25 Anträge bei Krankenkasse und Pflegekasse
27 Die Wohnung anpassen
28 So können Kranke sich wohlfühlen
32 *Checkliste:* Fragen, die Sie zuerst klären sollten
32 Gespräche über den Tod führen

36 Die Versorgung durch Palliativmedizin und Palliativpflege
39 Die Palliativstation im Krankenhaus
40 Der richtige Zeitpunkt für eine Palliativversorgung
41 Hausarzt oder Palliativarzt?
43 Spezialisierte ambulante Palliativversorgung
47 Palliative Care Teams in Deutschland
49 *Fragen an …* Henrike Korn, Rechtsanwältin

53 Der ambulante Pflegedienst
56 Die Pflegestufen
57 Wie finde ich einen Pflegedienst, der zu mir passt?
58 *Checkliste:* zur Auswahl eines ambulanten Pflegedienstes

59 Palliativpflegekraft ja oder nein?
61 *Fragen an* ... Iris Rehbein, Palliativpflegekraft
64 Die Pflege selbst übernehmen
66 Herausforderungen bei Pflege durch Angehörige
68 Möglichkeiten für Berufstätige: Pflegezeit
69 Eine Pflegekraft aus dem Ausland

72 Probleme mit Pflegekassen und Krankenversicherungen
73 *Musterbrief* für einen Widerspruch
75 Mit bürgerschaftlichem Engagement gegen Missstände

78 Der ambulante Hospizdienst
80 *Fragen an* ... Anita Wiese, Mitarbeiterin eines Hospizdienstes

83 Die Versorgung von sterbenskranken Kindern und Jugendlichen
85 Die Kinderpalliativstation
85 Das Kinderhospiz
85 Das Pädiatrische Palliative Care Team
89 Erste Schritte zu einer Versorgung zuhause
89 Die Rolle des Kinderarztes
90 Was brauchen Kinder und Jugendliche in ihrer letzten Lebenszeit?
90 Wie Kinder Sterben und Tod verstehen
92 Mit Kindern Gespräche über Krankheit und Tod führen
93 Praktische Tipps für Körper und Seele
94 Was hilft Geschwisterkindern?
96 Was hilft den Eltern?
97 Die Sterbephase bei Kindern und Jugendlichen
99 Mit Kindern den Abschied gestalten

100 Patientenverfügung, Vorsorgevollmacht und Betreuungsverfügung
100 Patientenverfügung
101 Vorsorgevollmacht

103 Betreuungsverfügung
104 Kurzfristige Vollmacht
105 *Fragen an ...* Thilo Wagner, Rechtsanwalt
108 *Checkliste:* zu Patientenverfügung, Vorsorgevollmacht und Betreuungsverfügung

110 Die medizinische Seite: was muss ich jetzt wissen?
110 Schmerzen
112 Durchbruchschmerzen
113 Medikamente gegen Schmerzen
115 Begleitmedikamente gegen Nebenwirkungen
115 Atemnot
116 Angst und Depression
117 Übelkeit, Erbrechen und Verstopfung
118 Verwirrtheit und Bewusstlosigkeit
118 Magensonde ja oder nein?
120 Wie erkennen Anwesende die Sterbephase?

122 Für Leib und Seele
122 Essen – Gelegenheiten für Genuss
123 Entspannungsübungen
127 Lymphdrainage, Massage und Rhythmische Einreibungen

128 Entlastung und Hilfe für Begleiter
131 Wo finde ich Unterstützung?

133 Die plötzliche Krise
133 Wie vermeide ich unnötige Krankenhausaufenthalte?
134 *Musterbrief* an die mitbehandelnden Ärzte

139 Sich auf Sterben und Tod vorbereiten
140 Letzte Wünsche und Versöhnungen
142 Bilanz ziehen
142 Den Abschied gestalten
144 Nach dem Sterben

146 Tod und Sterben in den großen Weltreligionen
147 Katholische Sterberiten
147 Protestantische Traditionen
148 Tod und Sterben im Islam
149 Tod und Sterben im Judentum
150 Tod und Sterben im Hinduismus
150 Tod und Sterben im Buddhismus
151 *Fragen an ...* Christoph Cless, evangelischer Pfarrer und Seelsorger

155 Sterbehilfe
158 Pro und Contra – gängige Argumente

159 Wenn die Versorgung zuhause nicht möglich ist
160 Alternative: Das Hospiz
162 Weitere Alternativen

164 Häufig gestellte Fragen

167 Links, Adressen und Buchtipps

Einleitung

Die Diagnose einer lebensbedrohlichen Krankheit ist ein Schock für alle Beteiligten. Wenn ein Leben sich dem Ende zuneigt, ist das für Betroffene wie für ihre Familien und den Freundeskreis ein belastendes Geschehen, eine emotionale Extremsituation mit Ängsten und Ohnmachtsgefühlen. Fragen tauchen auf, die zu stellen die Meisten auf später verschoben haben. Probleme, von denen die Wenigsten geahnt haben, wie tief sie in die eigene Befindlichkeit eingreifen, stellen lieb gewordene Gewohnheiten infrage und bringen den Lebensrhythmus der ganzen Familie aus dem Takt.
Die meisten Menschen antworten auf die Frage, wo sie denn einmal sterben wollen, mit „zuhause". In Würde, ohne Schmerzen, gut versorgt und nicht allein. In der Realität ist das Gegenteil der Fall: Die meisten Menschen sterben im Krankenhaus, Heim oder Hospiz. Sterben ist in ein Geflecht von Institutionen und Einrichtungen eingebunden, in rechtliche Verordnungen, in das Regelwerk der Kranken- und Sozialkassen und der allerletzte Lebensabschnitt findet nur selten im Schoß der Familie und Schutz der eigenen Häuslichkeit statt.
Die Hochleistungsmedizin schiebt das Sterben heute oft über Jahre hinaus. Dadurch hat sich die Zeit der Erwartung des sicheren Todes verlängert. Wer seine letzte Lebensphase zuhause verbringen will, steht vor einer unüberschaubaren Flut von Fragen: Kann die Familie die Belastung überhaupt tragen? Welche Voraussetzungen müssen zuhause gegeben sein? Müssen ärztliche und pflegerische Kräfte immer da sein? Wie können Angehörige vorsorgen, sodass nicht im entscheidenden Moment doch noch der Rettungswagen gerufen und Sterbende unnötigerweise in ein Krankenhaus eingeliefert werden? Wo gibt es Hilfe?
Dieses Buch wendet sich an Menschen, die sich vorgenommen haben, die letzte Wegstrecke zuhause anzutreten, Menschen,

die sich durch Krankheit oder hohes Alter auf ihren Abschied vorbereiten müssen und die letzte Zeit gestalten wollen, die vor praktischen Problemen und einfachen, aber schmerzhaften Fragen stehen. Und es richtet sich an Nahestehende, Verwandte, Lebensgefährten, Freundinnen, Freunde und Bekannte, die bereit sind, ihren Nächsten ein Sterben in Würde zu ermöglichen.

Auch für Menschen, die nicht unmittelbar mit dem Tod in Berührung stehen, die sich aber rechtzeitig informieren wollen, was auf sie zukommen kann und wie sie für sich oder eine andere Person vorsorgen können, sind diese Informationen hilfreich.

Vor einigen Jahren drehte ich einen Monat lang in einem Kölner Krankenhaus eine Fernsehreportage über das Thema „Patientenverfügung".[1] Ich fragte Ärzte, Pflegekräfte und Kranke, wie der in einer Patientenverfügung formulierte Wille im turbulenten Krankenhausalltag Umsetzung findet und ob Selbstbestimmung am Lebensende respektiert wird. Während der Dreharbeiten drängte sich mir die Frage auf, wieso so viele Menschen in Krankenhäusern und Heimen sterben, obwohl sie es gar nicht wünschen. Seit 2007 garantiert ein Gesetz, dass Sterbenskranke zuhause dieselbe Versorgung bekommen wie im Krankenhaus! Was hindert sie also daran? In meiner späteren Filmdokumentation „Zuhause sterben"[2] bin ich der Frage nachgegangen: Was ist erforderlich, damit Sterben zuhause in Zeiten von Ärztemangel, Pflegenotstand und Fallpauschalen gut gelingen kann?

Mehr als ein Jahr lang habe ich Palliativärztinnen und -ärzte, Pflegekräfte und Ehrenamtliche des Hospizdienstes bei Hausbesuchen begleitet und festgestellt, dass nur sehr wenige Betroffene die Gesetzeslage und ihre Ansprüche bei den Krankenkassen kannten, dass Sterbende keine Lobby haben und dass Sterben offensichtlich auch kein politisch brisantes Thema ist.

1 „Schaltet mich ab! Patientenverfügung im Ärztealltag", Das Erste 2010, Redaktion: Angelika Wagner, WDR.
2 „Zuhause sterben", Das Erste 2012, Redaktion: Angelika Wagner und Andrea Ernst, WDR.

Die große Resonanz nach der Ausstrahlung im November 2012, die Fragen von Zuschauerinnen und Zuschauern, die nach Antworten suchten, ließen die Idee entstehen, die wichtigsten Informationen meiner Recherchen in einem Buch zusammenzustellen, um sie Betroffenen mit auf den Weg zu geben. Denn Wissen ist Macht, auch beim Sterben. Wer informiert ist, kann sich leichter für oder gegen etwas entscheiden, etwas bei seiner Krankenkasse einfordern oder Hilfsangebote in Anspruch nehmen. Auch gegen beängstigende Vorstellungen helfen manchmal klare Fakten.

In diesem Buch bekommen Sie eine Ahnung davon, was auf Sie zukommen kann. Sie können in Ruhe blättern und Geschichten lesen, von Schwerkranken und ihren Nahestehenden, die diesen Weg schon gegangen sind, oder von Menschen, die tagtäglich mit lebensbedrohlich Erkrankten zu tun haben: Hausärzten, Palliativärztinnen oder Schmerztherapeuten, ambulanten Pflegekräften, ehrenamtlichen Sterbebegleiterinnen, einer Juristin und einem Seelsorger. Ihr geballtes Wissen, ihre Lebenserfahrung mit dem Tod habe ich gesammelt, damit Sie so viel Hilfestellung und Orientierung bekommen, wie Sie brauchen.

Zuhause sterben ist möglich. Zur häuslichen Versorgung eines schwerkranken Menschen gehört aber mehr als Spritzen und Pflege. Sie erfordert Mut, Engagement und einen starken Willen – von Verwandten, Lebenspartnern und dem Freundeskreis. Betroffene erleben möglicherweise mehr kostbare Momente, wenn sie sich gut vorbereiten und die Versorgung dieser Lebensphase gemeinsam strukturieren. Wer sich nicht scheut, beizeiten dem Tod, dem eigenen oder dem von liebgewordenen Freundinnen, Freunden und Familienmitgliedern, ins Auge zu blicken und sich darauf vorzubereiten, der kann sich viel Leid und Ängste ersparen.

Danksagung

Ich danke allen, die bei diesem Buch mit Wissen und ihrem Engagement mitgeholfen haben, insbesondere den Patientinnen, Patienten und ihren Angehörigen. Sie haben mir persönliche Erlebnisse und Gefühle anvertraut und die Erlaubnis gegeben, ihre Erfahrungen mit den Lesern zu teilen. Ich danke allen medizinischen und pflegerischen Kräften, die mir freimütig Auskunft gegeben und mich an ihrem Praxisalltag haben Teil nehmen lassen.
Insbesondere danke ich Dr. Walter Springer, der die Erstkorrektur gemacht, mir inhaltliche Anregungen gegeben und das Interview mit Christoph Cless geführt hat. Außerdem möchte ich mich herzlich bei Barbara Schütza, Mirjam Leuze, Inge von Bönninghausen und Andrea Werner bedanken, die in anstrengenden Diskussionen um den Inhalt mit mir gerungen und mich in schwierigen Phasen unermüdlich unterstützt haben.

Dieses Buch entstand unter medizinischer Beratung von Dr. Stefanie Wagner, Dr. Ulrich Köster, Dr. Benjamin Gronwald, Dr. Sven Gottschling und Thomas Sitte; unter juristischer Beratung von Rechtsanwältin Henrike Korn und Rechtsanwalt Thilo Wagner; pflegerischer Beratung von Iris Rehbein; hospizdienstlicher Beratung von Anita Wiese, Sabine Rachl und Renate Hofer; wertvolle Impulse für die Recherche gaben mir Marion Reitz und ihr Team; Gerhilt Haak danke ich für die Übungen aus der Achtsamkeitsschulung, die mich wie das Buch bereichern.

Für eine inhaltliche Korrektur konnte ich Prof. Dr. Winfried Hardinghaus vom Deutschen Hospiz- und Palliativverband gewinnen.

Sie tragen alle dazu bei, dass es dieses Buch gibt. Möge es für andere Menschen von Nutzen sein.

Sterben in Deutschland

Zahlen und Fakten

Demografie

Etwa 19% der Menschen in Deutschland sind 65 Jahre und älter. Die aktuelle durschnittliche Lebenserwartung von Frauen beträgt 81,3 Jahre und von Männern 75,6 Jahre.

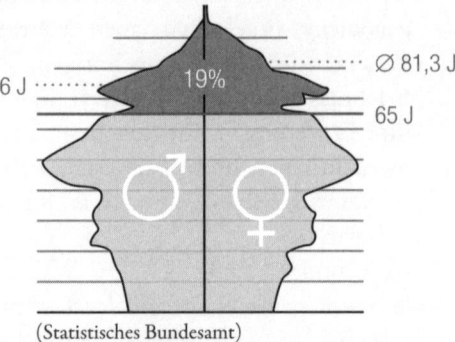

(Statistisches Bundesamt)

Todesfälle

- 870.000 Menschen pro Jahr sterben in Deutschland.
- 60% aller Sterbenden brauchen Schätzungen zufolge in der Zeit vor ihrem Tod Zuwendung und Pflege.
- 10% leiden am Ende ihres Lebens unter Schmerzen oder anderen komplexeren Symptomen.
- 75% der Todesfälle in Deutschland sind auf Herz-Kreislauf-Krankheiten wie z.B. Herzinfarkt oder Schlaganfall zurückzuführen.
- Ein Viertel der Verstorbenen hatte Krebs.

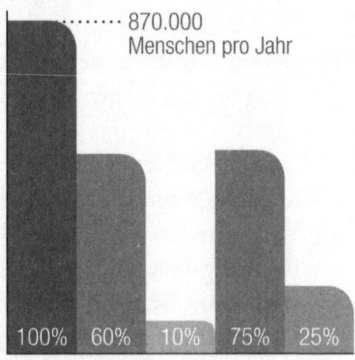

(Statistisches Bundesamt)

Was glauben Sie kommt nach dem Tod?

- nichts
- Weiterleben der Seele
- Auferstehung
- Wiedergeburt
- Verwandlung der Materie in Energie
- habe keine Vorstellung davon
- keine Angabe

27% 25% 10% 8% 7% 20% 3%

(TNS Emnid März 2011, 1000 Befragte ab 14 Jahre)

Haben Sie sich schon mal Gedanken über Ihren eigenen Tod gemacht?

60+ Jahre: **90% Ja**
50-59 Jahre: **85% Ja**
40-49 Jahre: **80% Ja**
30-39 Jahre: **79% Ja**
18-29 Jahre: **72% Ja**

60+ Jahre: **9% Nein**
50-59 Jahre: **12% Nein**
40-49 Jahre: **18% Nein**
30-39 Jahre: **21% Nein**
18-29 Jahre: **28% Nein**

(ZQP Befragung Oktober 2013, 1007 Befragte ab 18 Jahre)

Wo möchten Sie sterben?

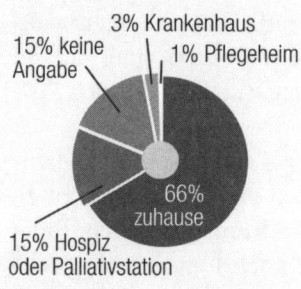

3% Krankenhaus
1% Pflegeheim
15% keine Angabe
66% zuhause
15% Hospiz oder Palliativstation

(TNS Infratest Forschung Mai 2012, 1000 Befragte ab 18 Jahre)

Wo sterben Menschen in Deutschland?

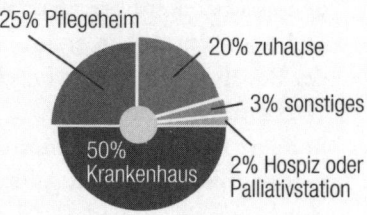

25% Pflegeheim
20% zuhause
3% sonstiges
50% Krankenhaus
2% Hospiz oder Palliativstation

(Diakonisches Werk der Evangelischen Kirche in Deutschland)

Wie möchten Sie sterben?

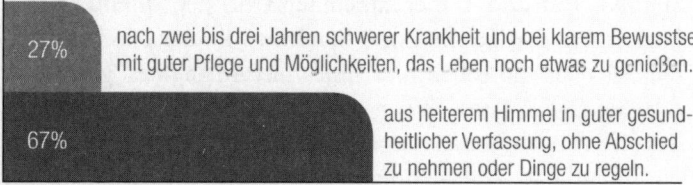

27% nach zwei bis drei Jahren schwerer Krankheit und bei klarem Bewusstsein mit guter Pflege und Möglichkeiten, das Leben noch etwas zu genießen.

67% aus heiterem Himmel in guter gesundheitlicher Verfassung, ohne Abschied zu nehmen oder Dinge zu regeln.

(TNS Forschung Mai 2012, 1000 Befragte ab 18 Jahre)

Die Geschichte des Sterbens

Jeder Mensch stirbt seinen eigenen Tod. Aber der Tod unterscheidet sich auch von Volk zu Volk, von Gesellschaft zu Gesellschaft und von Generation zu Generation. In der Gestaltung von Sterben und Tod spiegelt sich die Auffassung vom Leben, von Werten und Vorstellungen, auf denen das irdische Dasein gründet.
In früheren Epochen waren Menschen gezwungen, sich angesichts einer ständigen Unsicherheit und Gefahr fortwährend mit Sterben und Tod zu beschäftigen. Trotz der Angst vor dem Tod fühlten sich die Menschen im Europa der vormodernen Zeit durch die christliche Heilsgewissheit, die ihr Leben bestimmte, aufgehoben und behütet. Der Tod wurde nicht als das Ende gesehen, sondern nur als ein Durchgangsstadium zu einem besseren Leben.
Bis ins 19. Jahrhundert wurde der Tod nicht verdrängt, sondern in Resignation oder mystischem Vertrauen akzeptiert. Grauenvoll war den Menschen allein die Vorstellung, er würde unvorbereitet über sie kommen, ohne Vorwarnung, auf der Stelle, kurz und schmerzlos. Also genau so, wie ihn sich 70% der Bevölkerung heute wünschen.
„Ars moriendi", die Kunst zu sterben – so hießen im 15. Jahrhundert in Europa bebilderte Bücher, die Anleitungen zu einem würdigen Sterben gaben. Diese Kunst des guten Todes wurde auf die eine oder andere Weise Jahrhunderte lang zelebriert, in überfüllten Sterbezimmern mit freiem Eintritt, im Beisein von Verwandten, Freunden, Geistlichen und Kindern, mit Gesängen und Gebeten, mit Speisen und gemeinsamem Trauern und Klagen.
Mit Beginn der Aufklärung im 18. Jahrhundert verschwanden Sterben, Tod und Trauer zunehmend aus der Öffentlichkeit. Heute sind die Zeichen und Symbole, die diese Lebensphasen ehemals umgaben, rar und unaufdringlich geworden oder sie fehlen ganz. Wenn jemand im Sterben liegt, dringt das selten nach außen, ein eingetretener Todesfall bestimmt die öffentliche Wahrnehmung nicht mehr augenscheinlich:

Trauerbekleidung, Beerdigungsumzüge, Glockenläuten und Kondolenzpflichten sind mittlerweile selten. Abschiedsrituale bleiben häufig auf das Nötigste und den kleinen Familien- und Freundeskreis beschränkt.

Die alte Kultur des Sterbens passt offensichtlich nicht mehr in unsere Zeit. In den Krankenhäusern regiert inzwischen eine effektive Apparatemedizin mit dem Ziel, den Tod mit allen Mitteln zu bekämpfen. In den westlichen Industriestaaten ist das Sterben in öffentliche Institutionen auslagert, nämlich in Krankenhäuser oder Heime. Sterbende sollen den Alltag möglichst nicht einschränken.

Inzwischen ruft das Bild des Todes für viele ein Schreckensszenario hervor, eine moderne Version des jüngsten Gerichts: Sterben im Krankenhaus, in Einsamkeit, abgeschoben in Nebenzimmer, umgeben von Kabeln, Neonlicht, Desinfektionsmitteln, Bildschirmen und Apparaten.

Aus dieser Not heraus wurde der Ruf nach einer neuen Sterbekultur laut: nicht um nostalgisch die gute alte Zeit zu beschwören, in der das Sterben noch im Kreise der Familie stattfand und Totenwache gehalten wurde, sondern um den Umgang mit Sterben und Tod neu zu erlernen, ein soziales Umfeld zu schaffen, in dem die letzte Lebensphase mit all ihren Facetten ihren Platz hat, und vor allem um die Angst vor dem Sprechen über Sterben und Tod zu überwinden. In diesem Zusammenhang ist in den 1970er Jahren in England die Hospizbewegung entstanden, die inzwischen das Tun vieler Ärztinnen und Ärzte beeinflusst. Sie verfolgen eine pflegende Medizin, die nicht versucht, das Leben unter allen Umständen zu verlängern, sondern bemüht ist, den letzten Lebensabschnitt lebenswert und menschlich zu machen.

Kranke Schriftsteller, Künstlerinnen und Künstler schrieben bewegende Texte zu ihrem bevorstehenden Tod, Mütter sterbender Kinder, Bestatterinnen oder Palliativärzte holten das Thema aus der Tabuzone in die Bestsellerlisten. Man könnte geradezu von einem Wiederbelebungsversuch von Sterben und Tod in der neueren Literatur sprechen: Theaterregisseur Christoph Schlingensief schrieb 2009 in berührenden Worten über sein Krebsleiden: „So schön wie hier kann's im Himmel gar nicht sein!" Bartholomäus Grill hat in der „ZEIT" über das Sterben seines Bruders reflektiert, der Journalist Tilman Jens schrieb über das Siechtum seines berühmten Vaters Walter Jens und der an Krebs erkrankte Bestsellerautor Henning Mankell veröffentlichte den Verlauf seiner Krankheit in einer Zeitungskolumne. Auch Journale und Zeitschriften, Fernsehdokumentationen und Talkshows spiegeln das wachsende Interesse am Sterben und kulturwissenschaftlich wird das Phänomen bereits als die „neue Sichtbarkeit des Todes" bezeichnet.

Auch die Bestattungskultur wandelt sich. Neben der klassischen Beerdigung und dem blumengeschmückten Einzelgrab finden sich heute vielfältige neue Abschiedszeremonien und Trauerorte: Da gibt es den Grabstein mit Devotionalien des Lieblingsvereins für Fußballfans, Angehörige verzieren Gräber mit Engeln, Windrädern oder Muscheln aus dem letzten Urlaub. Auf der anderen Seite wählen immer mehr Menschen ein anonymes Grab im Friedwald, möchten ihre Asche ins Meer gestreut wissen oder zu einem Diamanten pressen lassen. Die Trauer um Verstorbene findet in sozialen Netzwerken statt, das Internet macht sie „unsterblich".

In unserer Gesellschaft ist das Bewusstsein für den Umgang mit Sterben, Tod und Trauer gewachsen. Doch erst wenn Sterben und Tod in den Familien angekommen ist, in denen ein solches Ereignis früher oder später bevorsteht, wenn Eltern ihre Kinder ansprechen – oder die Kinder die Eltern, wenn Fragen geklärt und Antworten gesucht werden zwischen allen Beteiligten, dann erst können wir von einer wirklich neuen Kultur des Sterbens sprechen.

Die Diagnose

Mark Castens trägt eine dunkelbraune Lederjacke und einen gemusterten Schal. Der durch die Baumwipfel rauschende Wind bläst seine Haare nach oben. Der junge Mann aus Bremen geht den schmalen, steinigen Weg zum Friedwald entlang und deutet auf einen Ahornbaum, dort sind seine Eltern begraben. „Die Stelle im Wald hätte ihnen bestimmt gefallen", überlegt er laut und erinnert sich: 2009 entdeckt der Arzt bei seiner Mutter Erna Castens ein Bronchialkarzinom. Krebs! Die Nachricht tobt wie ein Erdbeben in der Familie. Mark Castens ist damals 34 Jahre alt. „Es ist, als ob man Ihnen einen Stein vor den Kopf wirft. Sie werden mit den Füßen aus dem Leben gerissen. Sie müssen sich von heute auf morgen mit Situationen auseinandersetzen, wovon Sie gar keine Ahnung haben!" Erna Castens macht eine Chemotherapie, doch schon kurze Zeit später stellt der Arzt fest, dass sie nicht anschlägt. Der Arzt teilt der Familie mit, dass die 61-Jährige von jetzt an eine Palliativversorgung erhalten muss. Mark Castens begreift erst gar nicht, was das heißt. Es hatte bis dahin in seinem Leben keine Berührungspunkte zu Menschen mit unheilbaren Krankheiten gegeben. „Ich wusste damals nicht einmal, was ein Hospiz ist."

Palliativmedizin – was ist das?

Palliativversorgung, ein medizinisches und pflegerisches Spezialgebiet, kommt dann zum Einsatz, wenn die „klassische" Medizin an ihre Grenzen stößt, weil Heilung keine Option mehr ist. Wenn kein Mittel eine Krankheit mehr heilen kann, soll sich die Palliativversorgung wie ein schützender Mantel, lateinisch „pallium", um den Patienten legen und Schmerzen und Ängste lindern. Die Weltgesundheitsorganisation WHO definiert Palliativmedizin als „aktive und ganzheitliche Behandlung von Patienten, die an einer fortschreitenden Erkrankung mit einer begrenzten Lebenserwartung leiden. Hierbei besitzt die Beherrschung von Krankheitsbeschwerden und die psychologische, soziale und auch seelsorgerische Betreuung höchste Priorität." Die meisten Patientinnen und Patienten, die an ihrem Lebensende palliativ versorgt werden, sind chronisch an Herz oder Lunge erkrankt oder haben bösartige Tumore.

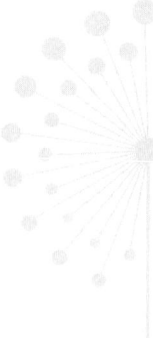

Palliativversorgung wird oft nur mit Sterben in Verbindung gebracht und nicht mit Begleitung bei lebensbedrohlichen Krankheiten. Viele Menschen sagen zu mir: „Palliativ? Da sind wir noch nicht!" Sie glauben, der Tod sei eine behandelbare Krankheit, und meinen: „Wir schaffen das." Es gibt diese riesige Hemmschwelle, durch die Palliativversorgung oft viel zu spät in Erwägung gezogen wird. Dabei können lebensbedrohlich erkrankte Menschen mit einem frühen Einbeziehen einer guten Palliativversorgung viel länger gut leben als ohne.
Renate Hofer, Palliativ- und Hospiznetzwerk Köln

Die fünf Phasen bei unheilbar Kranken

Gerade war die Welt noch in Ordnung, Sorgen und Freuden wechselten sich ab, Gesundheit war selbstverständlich. Gedanken an den Tod tauchten, wenn überhaupt, nur selten auf. Die Diagnose einer lebensbedrohlichen Krankheit setzt dem relativ angstfreien Alltag schlagartig ein jähes Ende. Im Chaos der Gefühle tauchen unzählige Fragen auf. Was tun? Warum ich? Aufgeben oder kämpfen?

Die bekannte Schweizer Ärztin Elisabeth Kübler-Ross, eine Pionierin im Bereich Sterbeforschung, hat zahlreiche Gespräche mit Sterbenden geführt und Bücher[3] dazu veröffentlicht. Für sie resultiert die Angst vor dem Tod auch aus seiner gesellschaftlichen Verdrängung. In ihrem Buch „Interviews mit Sterbenden" dokumentiert sie Verhaltensweisen, die sich bei nahezu allen unheilbar Kranken finden: Sie durchlaufen die fünf Phasen Verleugnung, Wut, Verhandeln, Depression und Annehmen.

Die Phase der Verleugnung
Die meisten unheilbar Kranken reagieren auf die niederschmetternde Diagnose mit Gedanken des Nichtwahrhabenwollens wie „Das ist doch gar nicht möglich!", „Ich doch nicht!", „Vielleicht wurde mein Röntgenbild vertauscht?" oder zweifeln die ärztliche Aussage an. Es fällt ihnen schwer, die Krankheit beim Namen zu nennen, und sie sind nicht imstande, sie anzuerkennen. Auch nahestehende Familienmitglieder, Lebenspartner, Freundinnen und Freunde durchleben diese Phase. Jetzt ist es sinnvoll, einfühlsame Gespräche über den Tod zu führen, weil Erkrankte noch gut bei Kräften sind. Es kommt zwar vor, dass Menschen ihre Krankheit bis zum Tod leugnen, doch in der Regel wird die anfängliche Abwehrreaktion schwächer und die Erkenntnis sickert langsam durch.

Die Phase der Wut
Schwerkranke Menschen realisieren irgendwann, dass sie im Begriff sind, alles zu verlieren: den Besitz, ihre Liebsten, die Hoffnungen und Träume. Das Schlimmste, was man sich vorstellen kann, wird Realität und manche Kranke entwickeln eine Feindseligkeit wahllos gegen jeden. Viele hadern mit Gott und der Welt. Hinter Groll, Wut und Neid steht die Frage „Warum gerade ich?". Die Kranken unternehmen verzweifelte Versuche, am Leben festzuhalten. Nahestehende, Pflegekräfte und Ärzte haben es schwer mit ihnen. Ein Familien- und

---

[3] Elisabeth Kübler-Ross: Interviews mit Sterbenden; Kinder und Tod; Verstehen, was Sterbende sagen wollen; Was können wir noch tun?

Freundeskreis, der mit Tränen, Schuld- und Schamgefühlen reagiert, vermehrt sogar noch den Zorn des Kranken. Es ist ratsam, den Wutausbrüchen mit Ruhe und Gelassenheit zu begegnen. Es verändert in dieser Phase erfahrungsgemäß nichts, Betroffene zu maßregeln.

Die Phase des Verhandelns
„Und dann habe ich versprochen, dass ich eine Kirche, eine Schule, ein Krankenhaus und ein Theater, ein Opernhaus in Afrika bauen werde, wenn das hier gut ausgeht", schreibt der an Krebs erkrankte Theaterregisseur Christoph Schlingensief.[4] Die recht kurze Phase des Verhandelns gilt als sehr hilfreich für Erkrankte: Der Zorn schlägt um in eine kindlich anmutende Verhandlungsbereitschaft, und wer um Aufschub feilscht, erkennt seine Krankheit an. „Wenn ich dieses oder jenes mache, Gutes tue, Reue verspreche, wird es mich nicht so schnell treffen." Meistens wird dieser Handel mit Gott geschlossen und geheimgehalten. Nach außen sieht es so aus, als stellten sich die Betroffenen auf den Tod ein. Diese Phase geht oft einher mit Schuldgefühlen. Gerade jetzt können Gespräche mit Vertrauten eine große Hilfe sein.

Die Phase der Depression
Die sterbenskranke Person trauert um den Verlust ihres Lebens, akzeptiert den nahenden Tod und bittet oft um letzte Besuche von Freundinnen, Freunden oder Verwandten. Bei allen Beteiligten drängen sich Schmerz und Verlust in den Vordergrund. Verbale Aufheiterungen bewirken nichts. Sie sind sogar fehl am Platz. Elisabeth Kübler-Ross zufolge erleichtert die Phase der Depression die endgültige Annahme des Schicksals. Auch körperlich treten immer mehr Symptome auf, Kranke müssen zur Therapie oder zu Eingriffen in die Klinik, oft leiden sie unter Schmerzanfällen. Der Tod ist angstbesetzt, Trauer und Tränen sind für viele ein Tabu und die Depression ist ein Weg, sich auf den bevorstehenden Verlust der geliebten Menschen, Hoffnungen und Habseligkeiten vorzubereiten.

---

4 Christoph Schlingensief: So schön wie hier kann's im Himmel gar nicht sein!

Wer seinen Schmerz ausdrücken darf, kann sich möglicherweise leichter mit dem Schicksal abfinden. Manchmal hilft es, der Trauer – ausgesprochen oder nicht – mit Stille zu begegnen und Betroffenen nur die Hand zu halten.

Die Phase des Annehmens
Nachdem sie verdrängt, gehadert, verhandelt und getrauert haben, kommt jetzt die Zeit, in der Sterbenskranke sich ihrer Endlichkeit bewusst sind. Wichtige Angelegenheiten sind geregelt, die Trauer um Verluste hatte Raum und das Einverständnis mit dem Schicksal ist möglich. In der Phase der Zustimmung kehrt Ruhe ein. Die Hoffnung richtet sich nun nicht mehr auf Heilung, sondern auf ein friedvolles Ende, Kranke sind oft müde und schwach und sie dösen viel: „Jetzt kommt die Ruhe vor einer langen Reise", drückte es eine Patientin aus und beschreibt diesen Zustand als relativ emotionslos. Viele Besucher sind jetzt nicht mehr willkommen, der Fernseher läuft nicht mehr, das Interesse an der Welt schwindet und Sterbende akzeptieren nur ganz vertraute Menschen um sich herum. In dieser Phase brauchen Nahestehende eigentlich mehr psychosoziale Fürsorge als Kranke.

Wir haben die Erfahrung gemacht, dass die fünf Phasen nach Kübler-Ross nicht zwangsläufig chronologisch verlaufen und sie werden je nach Persönlichkeit länger oder kürzer durchlebt.
PALLIATIVARZT PROF. DR. WINFRIED HARDINGHAUS

Jeder Mensch ist individuell und geht mit Krankheit anders um. Viele unheilbar Kranke haben erzählt, dass sie seit ihrer Diagnose Situationen im täglichen Leben bewusster erleben, Pflichten und Gewohnheiten nicht mehr so wichtig nehmen und versuchen, das zu tun, was sie erfüllt. So liegt in einer Krankheit möglicherweise auch eine Chance zu mehr Freiheit: eine Kraft, die Menschen empfänglich macht für intensiveres Erleben.

Was muss ich jetzt organisieren?

Hannelore Wedertz liegt in einem Bett mitten im Wohnzimmer. Sie kann durch das Fenster in den verschneiten Garten sehen. Hinter ihr in der offenen Küche hantiert ihr Mann Gunnar. Als seine Frau 1997 an Brustkrebs erkrankte, halfen ihr eine Operation mit anschließender Chemotherapie wieder auf die Beine. Zwölf Jahre lang lebt sie mit dem Gefühl, den Krebs besiegt zu haben, bis er wieder diagnostiziert wird. Diesmal stellt der Arzt Metastasen in den Knochen fest. Chemotherapien können den Krebs diesmal nicht mehr aufhalten. Gunnar Wedertz beschließt, in Frührente zu gehen. Seine Frau hat sich die Hüfte gebrochen und er will für sie da sein. Das Paar, das in Fürth lebt, zieht zurück in Hannelores Heimatstadt Köln. Die Kranke will „nach Hause", in ihre Stadt und in ihre eigenen vier Wände. Und dort will sie auch irgendwann einmal sterben. Umgeben von ihren Habseligkeiten und dort, wo sie bestimmen kann, wer Zutritt hat, wann es Essen gibt und welches.
Ihr Radius wird immer kleiner, bis Hannelore Wedertz bald so krank ist, dass sie das Haus nicht mehr verlassen kann, nicht einmal für Arztbesuche. Gunnar Wedertz übernimmt die Pflege seiner Frau. Durch einen Zufall begegnen sie der Kölner Ärztin Stefanie Wagner, einer Hausärztin mit Palliativqualifikation, die im Notfall, bei Schmerzen oder Atemnot rund um die Uhr Hausbesuche macht. Ein Glücksfall. Denn Hannelore Wedertz will nicht mehr unnötig ins Krankenhaus.

Mit lebensverkürzenden Krankheitssymptomen beginnt ein neuer Lebensabschnitt. Wer sich entschieden hat, diesen zuhause zu verbringen, muss vieles organisieren. In der Regel ermöglichen es nahestehende Personen, dass ein Mensch am Ende seines Lebens in der häuslichen Umgebung versorgt werden und dort sterben kann. Familienmitglieder, die Lebensgefährtin oder enge Freunde müssen sich bereiterklären, da zu sein, in schwierigen Phasen auch nachts, um Medikamente zu verabreichen und Krisensituationen mit Atemnot, Übelkeit und Erbrechen gemeinsam durchzustehen. Diese soziale Einbettung ist entscheidend, wenn eine Versorgung zuhause gelingen soll. Machen Sie sich deshalb ein realistisches Bild von Zeitkontingent, Belastbarkeit und Bereitschaft Ihrer Nahestehenden und von entfernteren Personen, die sich vorstellen können mitzuhelfen.

WICHTIG: Einen sterbenden Menschen zu betreuen verändert die Situation in der Familie grundlegend. Klären Sie deshalb vorher, wer welche Tätigkeiten übernimmt, wer für was zuständig ist und wer Entscheidungen trifft.

Anträge bei Krankenkasse und Pflegekasse

In Deutschland gibt es Krankenkassen und Pflegekassen. Sie sind für unterschiedliche Leistungen zuständig, befinden sich organisatorisch aber meist unter einem Dach. Die Pflegekasse ist an die Krankenkasse angegliedert.
Bei der Krankenkasse können Sie nachfragen, ob Ihnen beispielsweise eine Haushaltshilfe zusteht oder ob die Kasse bei betroffenen Kindern eine Familienhilfe organisiert. Wenn Sie sich telefonisch informieren, notieren Sie sich Datum und Uhrzeit des Anrufes, damit Sie nachfragen können, falls Sie

etwas vergessen haben oder es zu Missverständnissen kommt. Viele Betroffene haben jedoch berichtet, dass ihr Krankenkassen-Sachbearbeiter leider nicht besonders gut informiert war. Wenden Sie sich mit Ihren Fragen, was Ihnen gesetzlich zusteht zuerst oder zusätzlich an eine Beratungsstelle, ein Selbsthilfenetzwerk oder den Sozialverband VdK. Adressen finden Sie im Anhang.

> Im Juli 2011 habe ich einen Antrag auf Leistungen der sozialen Pflegeversicherung gestellt. Daraufhin kam der Medizinische Dienst zu uns nach Hause und gewährte anschließend Pflegestufe 2. Alle Krankentransporte und die ambulante Chemotherapie in der Klinik, die Hannelore jetzt brauchte, hat die Krankenkasse direkt mit den Dienstleistern abgerechnet. Das hat die Sache erheblich erleichtert, da wir kaum Erstattungsanträge stellen mussten.
> *Gunnar Wedertz*

Der Medizinische Dienst der Krankenkasse MDK bestimmt die Pflegestufe (mehr zu Pflegestufen auf Seite 56), aus der die Leistungen der Kasse folgen. Nach der Pflegestufe richtet sich zum Beispiel, ob ein Pflegedienst ein- oder dreimal am Tag zu einem kranken Menschen nach Hause kommt.

Die Kasse ist verpflichtet, Anträge innerhalb von fünf Wochen zu beantworten, so steht es im Gesetz. Wird Ihr Antrag abgelehnt, müssen Sie Widerspruch einlegen. Dazu genügt ein Zweizeiler an Ihre Krankenkasse: „Ich bin mit Ihrer Entscheidung vom (Datum) nicht einverstanden. Die Begründung reiche ich nach." So schaffen Sie Klarheit und gewinnen Zeit, sich über Ihre Möglichkeiten zu informieren und eine Begründung zu formulieren.

Die Pflegekasse gewährt finanzielle Zuschüsse beim Umbau der Wohnung, wenn sie etwa durch Rampen, einen Sitzlift im Badezimmer oder verbreiterte Türen barrierefrei gestaltet werden muss. Voraussetzung für bauliche Veränderungen ist eine Pflegestufe und ein rechtzeitig gestellter Antrag. Den barrierefreien Wohnungsumbau fördern einige Bundesländer auch mit vergünstigten Darlehen. Informationen dazu erhalten Sie beim Sozialamt.

2010 wurde bei meiner Frau infolge von gebrochenen Rückenwirbeln ein Rollstuhl erforderlich, den sie bis zur endgültigen Bettlägerigkeit genutzt hat. Nach und nach haben wir bei der Kasse weitere Hilfsmittel beantragt: einen Badewannenlift, erhöhten Toilettensitz, Keilkissen, Gehstock, Krücken, Perücke, Rollator und Hygieneartikel. Bei der Gewährung der Hilfsmittel durch meine gesetzliche Krankenkasse gab es absolut keine Probleme, die Abrechnung erfolgte direkt mit den Lieferanten. Die Kosten für das Pflegebett, das Hannelore später brauchte, hat die Kasse zu 100% erstattet.
Gunnar Wedertz

WICHTIG: Die regionalen Pflegestützpunkte bieten Beratung durch Krankenkassenmitarbeiter an. Hilfe und Unterstützung bei der Antragstellung finden Betroffene bei einem krankheitsbezogenen Selbsthilfenetzwerk oder einer Gruppe für pflegende Angehörige.

Die Wohnung anpassen

Soll Ihr Angehöriger in der häuslichen Umgebung versorgt werden, ist es wichtig, das „Krankenzimmer" so gut wie möglich den Bedürfnissen der Patientin oder des Patienten entsprechend einzurichten. Persönliche Dinge schaffen inmitten all der medizinischen Notwendigkeiten eine vertraute Umgebung. Stellen Sie das Zimmer nicht mit Pflanzen, Schränken oder Möbeln zu. Es sollten mehrere Menschen ausreichend Platz haben. Eine Lampe, die warmes Licht verbreitet, schafft eine ruhige Atmosphäre.

Wichtig ist, dass sich Türen weit öffnen lassen, sodass Rollator und Rollstuhl hindurch passen. Spezielle Überbrückungsrampen aus Metall ermöglichen, Türschwellen problemlos zu überwinden.

Wir platzierten Hannelores Krankenbett mitten ins Wohnzimmer. Von dort aus konnte sie in den Garten schauen und hatte den Fernseher in der Nähe. Hannelore liebte Kochsendungen. Wir haben eine offene Küche zum Wohnzimmer hin. So konnten wir uns unterhalten, während ich das Essen machte.
Gunnar Wedertz

Es ist wichtig, dass Kranke am Leben teilnehmen, auch wenn sie sich mit fortschreitender Krankheit vielleicht von der Außenwelt zurückziehen.

So können Kranke sich wohlfühlen

Hannelore Wedertz erhielt bis zu ihrem Tod im März 2012 Pflege durch ihren Ehemann.

Ich wünsche es mir genau so, wie mein Mann das macht. Wenn ich rufe, ist er da. Eine gute Versorgung für mich ist, dass ich schmerzfrei bin, mittags etwas Gutes zu essen bekomme, tägliche Körperpflege und ab und zu Fernsehen. Und dass ich meinen Sohn sehe, er ist ja berufstätig und kommt in der Woche ein bis zwei Mal abends.
Hannelore Wedertz

Was Menschen am Ende ihres Lebens benötigen, ist so unterschiedlich wie ihr Leben bis dahin verlaufen ist. Der eine möchte jetzt Menschen um sich versammeln, die andere möchte sich in Ruhe verabschieden. Sich diesen Bedürfnissen anzupassen erschwert die Herausforderung für alle Beteiligten, die ja selbst auch mit dem Schmerz des Abschieds beschäftigt sind.

Einer US-amerikanischen Studie aus dem Jahr 2000 zufolge nennen die meisten Schwerkranken folgende Wünsche:

- Befreiung von Beschwerden wie Schmerzen, Angst und Atemnot sowie sorgfältige Pflege durch eine vertraute Person, tröstende Berührungen von nahestehenden Menschen.
- An therapeutischen Entscheidungen beteiligt sein und ausführlich über Krankheit, Therapie und voraussichtlichen Verlauf informiert sein.
- Eine ganzheitliche menschliche Fürsorge und Behandlung bekommen, die der eigenen Persönlichkeit angepasst ist.
- Alle noch anstehenden Aufgaben erledigen und sich auf den Tod vorbereiten, durch Versöhnungen, Dankbarkeitsbekundungen, das Lösen von Konflikten. Die Sorge, der Familie zur Last zu fallen, loswerden. Die Versöhnung mit dem Schicksal oder „Frieden mit Gott" schließen.
- Begleitung durch die Familie, „nicht alleine sterben".

Am Anfang hat uns jemand eine Portierklingel geschenkt, wohl eher aus Spaß. Die Glocke hat uns dann aber gute Dienste erwiesen; wenn Hannelore etwas brauchte, klingelte sie. Später habe ich ihr ein Mobilteil unseres schnurlosen Telefons ans Bett gestellt und ein zweites hatte ich an meinem Bett. So musste sie nachts nur auf einen Knopf drücken und erreichte mich. In den letzten sieben Wochen ihres Lebens habe ich auf einer Luftmatratze neben ihrem Bett im Wohnzimmer geschlafen. Sie war zu schwach, um den Knopf am Telefon zu drücken.
Gunnar Wedertz

Hannelore Wedertz hatte über Monate hinweg großen Durst, sodass sie häufig nach gekühlten Getränken und auch nach Eis und Eiswürfeln verlangte. Sie genoss leichte Massagen. „Natürlich waren auch Streicheleinheiten gefragt", sagt ihr Ehemann. Alles, was zum körperlichen Wohlbefinden beiträgt, ist jetzt wichtig, ob es die Lieblings-Nachtwäsche ist oder der schöne neue Bettbezug. Kranke möchten sich „frisch" fühlen. Geborgenheit spielt eine große Rolle.

Sorgen Sie dafür, dass genügend Bettwäsche und Kissen vorhanden sind. Kaufen Sie feuchtes Toilettenpapier und Haushaltsrolle, ausreichend Waschlappen und Handtücher und bei Bedarf Inkontinenzmaterial. Organisieren Sie, wenn nötig, eine Urinflasche, Bettpfanne oder einen Toilettenstuhl. Manche Patienten mögen Einreibungen mit Aromaöl oder einen duftenden Brustwickel.

Um das Bett herum

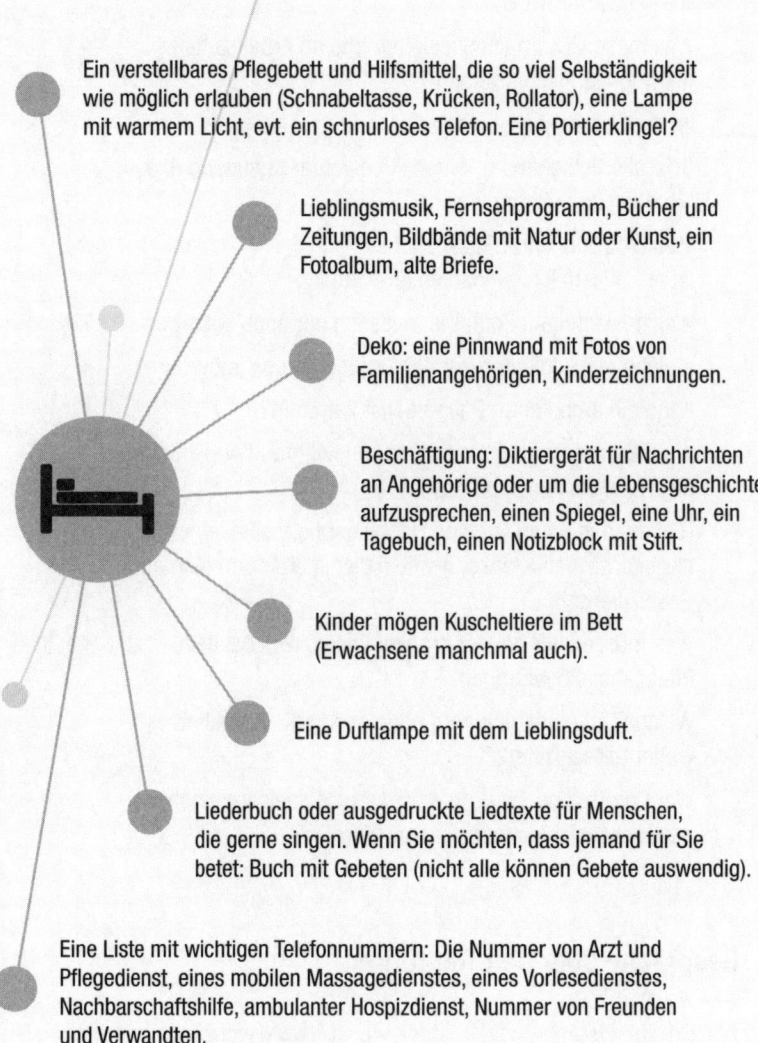

Ein verstellbares Pflegebett und Hilfsmittel, die so viel Selbständigkeit wie möglich erlauben (Schnabeltasse, Krücken, Rollator), eine Lampe mit warmem Licht, evt. ein schnurloses Telefon. Eine Portierklingel?

Lieblingsmusik, Fernsehprogramm, Bücher und Zeitungen, Bildbände mit Natur oder Kunst, ein Fotoalbum, alte Briefe.

Deko: eine Pinnwand mit Fotos von Familienangehörigen, Kinderzeichnungen.

Beschäftigung: Diktiergerät für Nachrichten an Angehörige oder um die Lebensgeschichte aufzusprechen, einen Spiegel, eine Uhr, ein Tagebuch, einen Notizblock mit Stift.

Kinder mögen Kuscheltiere im Bett (Erwachsene manchmal auch).

Eine Duftlampe mit dem Lieblingsduft.

Liederbuch oder ausgedruckte Liedtexte für Menschen, die gerne singen. Wenn Sie möchten, dass jemand für Sie betet: Buch mit Gebeten (nicht alle können Gebete auswendig).

Eine Liste mit wichtigen Telefonnummern: Die Nummer von Arzt und Pflegedienst, eines mobilen Massagedienstes, eines Vorlesedienstes, Nachbarschaftshilfe, ambulanter Hospizdienst, Nummer von Freunden und Verwandten.

CHECKLISTE
FRAGEN, DIE SIE ZUERST KLÄREN SOLLTEN

- Welche Möglichkeiten der ambulanten Versorgung haben wir in unserer Nähe?
- Was muss sich im Familienleben und im Arbeitsalltag der Angehörigen verändern?
- Ist die Wohnung groß genug?
- Sind alle Personen im Haushalt belastbar genug, um die Situation zu meistern?
- Macht der Hausarzt Hausbesuche? Ist er im Notfall auch nachts erreichbar?
- Welche wichtigen Kontakte muss ich mir noch besorgen?
- Welche Möglichkeiten der Versorgung gibt es außerdem?
- Kann ein ambulanter Pflegedienst kommen?
- Wer kümmert sich um den Kranken, während Angehörige das Haus verlassen müssen?
- Gibt es in meinem Ort eine Nachbarschaftshilfe, einen ehrenamtlichen Krankenbesuchsdienst oder ambulanten Hospizdienst?
- Was müssen wir bei der Krankenkasse, was bei der Pflegekasse beantragen?
- Welche Unterstützung wird nötig, wenn die Krankheit weiter fortschreitet?
- Wäre professionelle Unterstützung von seelsorgerischer oder psychologischer Seite aus hilfreich?

Gespräche über den Tod führen

Natürlich wissen wir alle, dass wir sterben werden, aber eine konkrete Vorstellung haben wir meist nicht. Den eigenen Tod kann man sich schwer ausdenken und die meisten Menschen sprechen auch nicht gerne darüber. Wer unheilbar erkrankt ist, könnte sich auf das verbleibende Leben konzentrieren, doch vielen gelingt das nicht, denn sie wissen nicht, wohin mit ihren Fragen und Ängsten. Das kann extrem belastend sein. Ein offenes Gespräch ist hilfreich. Gespräche über den Tod müssen nicht zwangsläufig traurig enden.

Meine Frau hat die Diagnose Brustkrebs ja schon 1997 bekommen. Seitdem leben wir ja mit dem Gedanken an den Tod. Es hat lange gedauert, bis wir den ersten Schock verarbeitet hatten. Nach der Behandlung wurde meine Frau als „geheilt" entlassen und wir haben eine Flasche Champagner geköpft. Doch 2009 sagte der Arzt, dass der Krebs wieder da sei, dieses Mal in den Knochen und ohne Heilungschance. Wir haben direkt nach der Diagnose „unheilbar" über den Tod gesprochen, und zwar ziemlich emotionslos. Wir haben damals auch gleich über die Beerdigung gesprochen.
Gunnar Wedertz

Viele Experten raten, über den Tod zu sprechen, um die Angst vor ihm zu verlieren. Wer über unangenehme Themen spricht, ist hinterher oft erleichtert. Kinder und Jugendliche, die mit Sterben und Tod konfrontiert sind, wollen erfahrungsgemäß über den Tod sprechen. Ihnen sollten Sie auf keinen Fall ein Gespräch verwehren und ehrliche Antworten geben (mehr dazu auf Seite 92).

WICHTIG: Ehrenamtliche Mitarbeiterinnen und Mitarbeiter der Hospizarbeit sind darin ausgebildet, Gespräche über Sterben und Tod zu führen.

Wie ich Gespräche über den Tod beginne, kann ich nicht pauschal beantworten, denn wenn ich Patientenbesuche mache, bringe ich das Thema Sterben und Tod ja schon mit. Oft entwickelt sich das einfach. Nach ein paar Stunden, in denen wir gesprochen, gesungen, gespielt oder gebetet haben, fangen die Patienten meistens von selbst davon an.
Anita Wiese, Hospizdienstmitarbeiterin

Eine Möglichkeit ist, sich die Beerdigung auszumalen, so ähnlich wie man sich eine Hochzeitsfeier oder eine Geburt ausmalen würde. Es tut vielen Kranken gut zu erkennen, dass sie viel mehr bestimmen können, als sie vielleicht denken.

Über meinen eigenen Tod wollte ich nicht gerne sprechen. Jedes Mal, wenn meine Nichte mir dabei behilflich sein wollte, meine Patientenverfügung und Vorsorgevollmacht auszufüllen, kam etwas vermeintlich Wichtigeres dazwischen. Irgendwann sagte sie: „So, jetzt besprechen wir's. Wir setzten uns. Ihre erste Frage war: „Wo willst du denn beerdigt werden?" Ich war bisher immer davon ausgegangen, dass ich in meinem Geburtsort beerdigt werde, 300 km entfernt. Doch dann malte ich mir aus, wie der Leichenwagen mit mir im Kofferraum über die Autobahn rast. Als ich diesen Gedanken aussprach, mussten wir beide lachen und das Gespräch hatte auf einmal seinen Schrecken verloren. Ich hatte es gewagt, mir vorzustellen, dass ich eines Tages tot sein werde. Inzwischen ist mir übrigens klar, dass ich dort begraben werden will, wo ich seit 40 Jahren wohne, auch wenn ich hier keine Angehörigen habe. Das geregelt zu wissen, gibt mir eine Stärke, die ich vorher nicht hatte.
Anna Maria Törk, 83 Jahre

IDEEN FÜR DEN GESPRÄCHSBEGINN

- Wie sieht der Tod für Sie aus? Ist er ein schwarz gekleideter Mann mit Sense und Kapuze? Oder ein grinsendes Knochengerüst? Oder ein weißer, heller Engel mit ausladenden Flügeln? Erzählen Sie, welches Bild Sie vom Tod haben. Wenn Sie keines haben, dann erfinden Sie eines.
- Was würden Sie tun, wenn es ein Weiterleben nach dem Tod gäbe? Wie könnte das aussehen? Was würden Sie berichten, wenn Sie nach dem Tod gefragt würden, wie das Leben auf der Erde ist?
- Würden Sie Ihr Leben rückblickend als gelungen bezeichnen? Haben Sie unerfüllte Wünsche oder sind unerledigte Dinge liegen geblieben?
- Möchten Sie das Sterben bewusst erleben oder würden Sie dabei lieber schlafen?
- Welche Arten der Beerdigung kennen Sie?
- Was wünschen Sie sich für eine Beerdigung? Was soll bei Ihrer Beerdigung gesagt werden, was nicht? Wer soll sprechen?
- Was wünschen Sie Ihren Nahestehenden, Kindern oder Freunden, wenn Sie nicht mehr da sind?
- Wenn Sie nicht gerne reden oder niemandem Ihre Gedanken anvertrauen wollen, können Sie sich auch nonverbal mit dem Tod beschäftigen: Malen sie ihn.

Die Versorgung durch Palliativmedizin und Palliativpflege

Stefanie Wagner aus Köln betreut als Hausärztin mit Zusatzqualifikation in Palliativmedizin Patienten bis zu ihrem Tod. Bei Notfällen muss sie oft aus der vollen Praxis hetzen und ihre anderen Patienten warten lassen. Der Griff zur Arzttasche ist dann routiniert, wie an diesem winterlichen Tag 2011: Die Ärztin läuft zum Auto und rast los. Von einem Pflegedienst hat sie eben erfahren, dass eine Frau mit großen Schmerzen zu Hause in ihrer Wohnung liegt und dringend Hilfe braucht. Als Stefanie Wagner an der Tür des grauen Mehrfamilienhauses klingelt, öffnet die Tochter der Patientin, eine junge Frau mit strähnigem blonden Haar und vom Weinen verquollenen Augen. Sie deutet auf ein Bett im Wohnzimmer, in dem sich ihre Mutter krümmt, schwer atmet und dabei leise jammert. Routiniert verabreicht ihr Stefanie Wagner ein Schmerzmittel, erhöht die Tropfenfrequenz der Infusion. Es dauert keine zwei Minuten, dann entspannt sich die Kranke sichtlich, die Krämpfe hören auf, sie atmet ruhig. Stefanie Wagner konnte weitere Qualen verhindern. Der Rettungsdienst hätte die schwerkranke Frau möglicherweise mit in die Klinik genommen. Die Palliativärztin gibt der Tochter Anweisungen, sollte es zu einer weiteren Krise kommen, überreicht ihr eine Packung Medikamente und fährt zurück zu den anderen Patienten, die noch in ihrer Hausarztpraxis auf sie warten. „Das ist mein Alltag", sagt sie. „24

Stunden am Tag, 30 Tage im Monat. Krisen kann man ja nicht planen." Diese Rufbereitschaft, die sie ihren Patienten anbietet, ist freiwillig und für die Ärztin eine große Belastung. „Manchmal breche ich Kinobesuche ab, verlasse Familienfeste, einmal musste ich sogar direkt von einer Hochzeit zu einer Notfallpatientin fahren."

Ärztinnen und Ärzte verstehen sich als Heilende und Helfende. Einigen von ihnen fällt es schwer, eine Behandlung zu unterlassen oder abzubrechen, vor allem wenn durch Apparatemedizin, eine Magensonde oder eine erneute Operation gewisse Heilerfolge noch möglich wären. Was aber, wenn der Patient in seinen letzten Lebenswochen nicht an Apparate angeschlossen sein will? Dann sind möglicherweise Palliativärzte und -pflegekräfte gefragt.

Sie haben gelernt und vielfach erlebt, was Sterbende brauchen und sehen ihre Aufgabe darin, Schwerstkranke zu begleiten. Palliativversorgung fordert in einer Zeit der Hochleistungsmedizin „liebevolles Unterlassen", so der Schweizer Palliativmediziner Gian Domenico Borasio. Die ideale Einstellung der Ärztinnen und Ärzte zum nahenden Tod ist eher annehmend als ablehnend.[5]

Wenn Genesung aussichtslos ist, bemühen sich Palliativärztinnen und -ärzte, die letzte Lebenszeit so erträglich wie möglich zu gestalten, indem sie Schmerzen lindern, Übelkeit und Atemnot kontrollieren oder Ängste behandeln.

---

5 Gian Domenico Borasio: Über das Sterben.

Ich bin Allgemeinmedizinerin und betreibe eine große Gemeinschaftspraxis in Köln. Meine Qualifikation zur Palliativärztin habe ich zusätzlich erworben. Als Hausärztin kam ich oft mit Tod und Sterben in Berührung und ich wollte mich im Umgang mit sterbenskranken Patienten sicherer fühlen. Uns Ärzten wird vom ersten Uni-Semester an beigebracht, Leben zu retten, doch bei der Ausbildung in Palliativmedizin lernte ich, den Tod zu akzeptieren. Zwei Jahre lang machte ich berufsbegleitend Kurse und habe darin alles über die speziellen Symptome bei Sterbenskranken erfahren, welche Medikamente wirken, woran ich den Sterbeprozess erkennen kann und vor allem, was Betroffene zur Unterstützung brauchen.
Palliativärztin Dr. Stefanie Wagner

Stefanie Wagner arbeitet seit ihrer Weiterbildung als qualifizierte Palliativärztin. Wie sie haben sich bis 2014 bundesweit etwa 7.000 Ärzte und 14.000[6] Pflegekräfte in Palliativversorgung ausbilden lassen. Übrigens auf eigene Kosten.

Die Strukturen für Palliativversorgung befinden sich in Deutschland noch immer im Aufbau, erst 2009 wurde das Fach Palliativmedizin in den Studienplan für angehende Ärzte aufgenommen. Anstoß dazu gab die Hospizbewegung, die sich in den 1970er Jahren von England aus verbreitete. Sie stellt die Wünsche und den Willen der Sterbenden in den Vordergrund.

Die Gründerin der Hospizbewegung Cicely Saunders sagte einmal: „Es geht nicht darum, dem Leben mehr Tage zu geben, sondern den Tagen mehr Leben." Das Zitat sagt eigentlich ganz gut aus, was die Palliativmedizin kann. Wir können nicht das Leben verlängern, aber wir können die Tage lebenswerter machen, indem wir Symptome kontrollieren.
Palliativärztin Dr. Stefanie Wagner

6 Quellen: GKV-Spitzenverband / Deutsches Institut für angewandte Pflegeforschung e.V.

Wo die Medizin nicht mehr heilen, sondern nur noch lindern kann, endet auch die zentrale Rolle des Arztes. Jetzt sind andere gefragt: Pflegekräfte, Angehörige, Freunde, Nachbarinnen, Sozialarbeiter, Mitarbeiterinnen der Hospizdienste oder Seelsorger.

Die Palliativstation im Krankenhaus

1983 eröffnete die erste Palliativstation Deutschlands an der Universitätsklinik Köln. Heute verfügen etwa 11% der deutschen Krankenhäuser über eine Palliativstation[7]. Der Personalschlüssel dort ist zweieinhalb Mal so hoch wie in anderen Abteilungen, das Personal hat also mehr Zeit für die Bedürfnisse der Patientinnen und Patienten.

Auch eine Palliativstation verfolgt die Hospizidee. Das bedeutet, dass wir uns ganzheitlich um Patienten, um ihre Lebensqualität kümmern. Die Palliativstation unterscheidet sich allerdings vom Hospiz unter anderem dadurch, dass sie an ein Krankenhaus angegliedert ist und den Bestimmungen des Krankenhauses folgt. Die Liegedauer ist mit zwölf bis fünfzehn Tagen kürzer als in einem Hospiz.
Dr. Kathrin Gerbershagen, Städtische Klinik Köln-Merheim

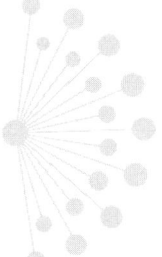

In Deutschland sind Krankenhäuser für die akute Betreuung (Krisenintervention) zuständig, das gilt auch für Palliativstationen. Dort werden Kranke in der Regel so lange behandelt, bis Symptome wie Schmerzen weitestgehend gelindert sind. Anschließend kommen sie zurück in andere Stationen, in ein Pflegeheim, Hospiz oder nach Hause. Das deutsche Gesundheitssystem rechnet Kranke nach Fallpauschalen ab und nicht nach der Anzahl der Tage, die sie in der Klinik verbringen. Krankenhäuser sind dazu angehalten, wirtschaftlich zu arbeiten, und versuchen deshalb oft, die Aufenthaltsdauer eines Patienten so kurz wie möglich zu gestalten.

7 Daneben gibt es in manchen Krankenhäusern auch eine Palliativversorgung durch sogenannte Liaisondienste.

Der richtige Zeitpunkt für eine Palliativversorgung

Menschen, die an einer unheilbaren und fortschreitenden Krankheit leiden, erleben oft ein Auf und Ab ihrer Beschwerden. Mehrere Studien haben gezeigt, dass sich schwer Erkrankte wohler fühlen und weniger depressiv sind, wenn die palliative Versorgung schon frühzeitig beginnt, vielleicht schon zusätzlich zur aktuellen Therapie.

Es gibt Hinweise darauf, dass das Leben mit einer guten Palliativversorgung um durchschnittlich drei bis sechs Monate verlängert werden kann. Viel wichtiger als die Länge der verbleibenden Zeit ist aber ihre Qualität.

> Für mich bedeutet Palliativmedizin nicht nur, in den letzten Lebenstagen mal eine Spritze gegen Luftnot zu geben, sondern im Grunde ist es die Begleitung der letzten Monate: mit der Familie Abschied nehmen von einem Schwerkranken, die Trauernden begleiten und durch Schmerzlinderung und Symptomkontrolle ermöglichen, dass der Patient trotz seiner schweren Erkrankung noch am Leben teilnehmen kann. Das kann ich erreichen, wenn ich relativ früh anfange, den Patienten zu betreuen. Wenn es dann später zu Notsituationen kommt, bin ich keine Fremde, die am Krankenbett steht.
> *Palliativärztin Dr. Stefanie Wagner*

Den richtigen Zeitpunkt für den Beginn einer Palliativversorgung definierte die Fachzeitschrift British Medical Journal 2010 so: „Wären Sie überrascht, wenn der Patient in den nächsten sechs bis zwölf Monaten verstirbt? Wenn Sie diese Frage mit ‚nein' beantworten können, ist es Zeit, Palliativversorgung mit ins Boot zu holen."

Hausarzt oder Palliativarzt?

Palliativärztinnen wie Dr. Stefanie Wagner sind spezialisiert auf Sterben und Tod. Aber nicht jeder Mensch, der zuhause sterben möchte, braucht eine Spezialistin am Sterbebett. Der Tod ist ja von sich aus keine schmerzhafte Angelegenheit und schon immer haben niedergelassene Ärztinnen und Ärzte ohne Spezialausbildung mithilfe von Pflegekräften Schwerkranke oder alte Menschen zuhause bis zum Tod begleitet. Das wird sicherlich auch weiterhin der Fall sein.

Obwohl es inzwischen besondere Abrechnungsziffern für eine hausärztliche palliativmedizinische Basisversorgung gibt, sind viele Hausärzte nicht immer bereit oder in der Lage, Hausbesuche bei Patienten zu machen, geschweige denn eine Rundum-die-Uhr-Betreuung zu gewährleisten. Denn nur eine geringe Pauschale bezahlt die gesetzliche Krankenkasse dem Hausarzt für einen nächtlichen Patientenbesuch. In Notfällen bleibt vielen Betroffenen also nur der Anruf beim hausärztlichen Notdienst oder Rettungsdienst, der Sterbenskranke mit schweren Symptomen oft mit ins Krankenhaus nimmt, auch wenn das gar nicht deren Wunsch entspricht (mehr dazu auf Seite 133).

Für die häusliche Versorgung Sterbenskranker muss nicht nur die Krankenpflege, sondern auch die ärztliche Betreuung nachts gesichert sein. Manche niedergelassenen Ärzte teilen sich die 24-Stunden-Rufbereitschaft mit Kolleginnen und Kollegen. Fragen Sie Ihren Hausarzt, welche Lösung er Ihnen vorschlägt. Gibt er Ihnen seine Handynummer? Ist er bereit, nach seinem Feierabend vorbeizukommen? Kann er akzeptieren, dass der Patient vielleicht keine lebensverlängernden Maßnahmen wünscht und er nur die Beschwerden lindern soll? Hat er schmerztherapeutische Kompetenz oder ist er bereit, einen Palliativarzt mit einzubeziehen, wenn er mit seiner Kompetenz an Grenzen stößt?

Wir haben über einen Hinweis vom Chefarzt des Krankenhauses, in dem meine Frau wegen Fieberschüben behandelt wurde, den Tipp bekommen, uns an Frau Dr. Wagner zu wenden, eine Hausärztin mit Palliativqualifikation. Sie war rund um die Uhr erreichbar und machte Hausbesuche. Zusammen mit dem Palliativ-Pflegedienst war sie das Beste, was uns in unserer Situation passieren konnte.
Gunnar Wedertz

Wer wie Hannelore Wedertz wegen Schmerzen von einer Palliativärztin zuhause betreut wird, bekommt die sogenannte Allgemeine ambulante Palliativversorgung, AAPV. Die Versorgung ist in jedem Bundesland anders geregelt, sie wird aber vielerorts durch Hausärzte geleistet, die wie Stefanie Wagner eine Zusatzqualifikation in Palliativmedizin haben und eng mit einem Pflegedienst zusammenarbeiten.

Der größte Teil meiner Patienten bekommt allgemeine ambulante Palliativversorgung, das heißt, dass ich einmal in der Woche oder alle 14 Tage hinfahre und der Pflegedienst dreimal die Woche. Das reicht bei den meisten Palliativpatienten aus. Die Angehörigen werden vor allem von der Angst umgetrieben, dass sie Notfällen wie großen Schmerzattacken, Luftnot oder Erbrechen hilflos gegenüberstehen. Patienten befürchten eher, allein zu sein und nicht zu wissen, was auf sie zukommt. Diese Angst kann ich ihnen nehmen, indem ich ihnen alles erkläre. Katastrophen gibt es übrigens sehr selten. In den allermeisten Fällen sterben Patienten ganz undramatisch, sie schlafen ruhig ein.
Palliativärztin Dr. Stefanie Wagner

Hochbetagte Menschen, Menschen mit Demenz, einer Herzschwäche oder Schlaganfallpatienten brauchen in der Regel keinen Schmerztherapeuten am Sterbebett. Wenn sie nicht mehr alleine zurechtkommen oder die Angehörigen entlastet werden wollen, übernimmt ein Arzt, der Hausbesuche macht, zusammen mit einem guten ambulanten Pflegedienst die häusliche Betreuung.

WICHTIG: Eine zusätzliche palliativmedizinische Behandlung ersetzt den Hausarzt oder die Hausärztin nicht. Sie müssen die Palliativversorgung verordnen. Wenn Sie zusätzlich zu Ihrem Hausarzt palliativmedizinische Betreuung hinzuziehen, gilt: Je früher ein fremder Arzt die Patientin oder den Patienten, den Familien- oder Freundeskreis kennenlernt, desto besser können Notfallsituationen vorbereitet werden. Ohne Angehörige, Freundinnen oder Freunde, die Sorge tragen, funktioniert die Versorgung Sterbenskranker zuhause nicht. Nur wenn sich diese aktiv beteiligen, etwa Medikamente verabreichen und bei der Pflege helfen, ist die häusliche Versorgung möglich.

Spezialisierte ambulante Palliativversorgung

Etwa 10%[8] aller Sterbenden leiden an so komplexen Krankheitssymptomen, dass sie der Hausarzt oder die Hausärztin alleine kaum mehr beherrschen kann. Dazu zählen starke Schmerzen, offene Wunden, Darmverschlussprobleme, Angstzustände oder Verwirrtheit. Wer trotzdem gut betreut zuhause sterben will, benötigt eine Spezialversorgung. Darauf besteht

8 Quelle: offizielle Berechnungen der gesetzlichen Krankenkassen 2013.

ein gesetzlicher Anspruch: „*Versicherte mit einer nicht heilbaren, fortschreitenden und weit fortgeschrittenen Erkrankung bei einer zugleich begrenzten Lebenserwartung, die eine besonders aufwändige Versorgung benötigen, haben Anspruch auf spezialisierte ambulante Palliativversorgung.*" (§ 37b SGB V)
Diese Versorgung wurde 2007 gesetzlich verankert, damit Schwerkranke die Möglichkeit auf ein würdevolles Lebensende in den eigenen vier Wänden haben. Seitdem gibt es die Richtlinie zur *Spezialisierten ambulanten Palliativversorgung*, kurz SAPV.
Für die SAPV wird in Deutschland auch der englische Begriff *Palliative Care* gebraucht.[9] Bei der Versorgung von Kranken arbeiten mehrere Berufsgruppen in einem Team zusammen: Das sogenannte Palliative Care Team besteht aus ärztlichen und pflegerischen Spezialkräften, die von einer zentralen Stelle aus koordiniert werden und mit Apotheken, Medizingeräteherstellern und Hilfsmittellieferanten zusammenarbeiten. Ein Palliative Care Team muss, so heißt es im Gesetz, mit einem Hospizdienst, mit Kräften aus dem Bereich Seelsorge, Sozialarbeit sowie Physiotherapie oder Logopädie vernetzt sein und sie bei Bedarf vermitteln. Die Versorgung muss von den gesetzlichen Krankenkassen übernommen werden. Sie wenden bisher jährlich nur etwa 0,01% ihrer Ausgaben dafür auf.
Wie eine Art „mobiles Hospiz" kommt das Palliative Care Team regelmäßig zur Visite, bei einer Krise sind die Kräfte rund um die Uhr erreichbar. Ärztliche und pflegerische Kräfte in einem Palliative Care Team nehmen sich in der Regel mehr Zeit für Besuche und Gespräche. Und die sind für viele Betroffene noch wichtiger als Tabletten.
SAPV muss verordnet und von der Krankenkasse genehmigt werden. Ein Krankenhausarzt darf sie nach der Entlassung für sieben Tage verordnen, danach kann die Hausärztin oder der Onkologe SAPV weiterverschreiben. Für den Antrag gibt es ein spezielles Formular, das von den gesetzlichen Krankenkassen meist innerhalb von zwei Tagen bearbeitet wird. Das Patientenrecht verpflichtet die Krankenkasse, spätes-

---

9 In Berlin ist das System der SAPV unter dem Begriff „Homecare" bekannt.

tens nach drei Wochen über den Antrag zu entscheiden. Tut sie dies nicht, sind Betroffene berechtigt, sich die Leistungen selbst zu beschaffen. Die Kasse muss anschließend die Kosten erstatten.[10]

Nachdem sie jahrelang als Hausärztin mit Palliativ-Zusatzausbildung tätig war, hat sich Stefanie Wagner 2012 entschieden, zusammen mit sechs Kolleginnen, Kollegen und einem Pflegedienst ein Palliative Care Team zu gründen. Davor gab es in der Millionenstadt Köln nur ein einziges Team, das aus Kapazitätsgründen nur Schwerkranke versorgte, die links des Rheins wohnten. Die Versorgung endete an den Rheinbrücken und wer in einem rechtsrheinischen Stadtviertel zuhause sterben wollte, hatte ganz einfach Pech – eine groteske Situation! Jetzt begleitet das neue zweite Palliative Care Team auch Kranke rechts des Rheins. Dafür war viel Bürokratie zu erledigen: Ärzte und Pflegedienst gründeten ein eigenes Unternehmen, schlossen einen Vertrag mit den Krankenkassen, mieteten Räume, schafften Dienstwagen und Laptops an und garantieren seitdem die häusliche Versorgung rund um die Uhr. Eine zentrale Telefonnummer für Notfälle ersetzt den Anruf beim Rettungsdienst. Im Team wechseln sich Pflegerinnen und Pfleger, Ärztinnen und Ärzte ab, zwei Mal die Woche ist Stefanie Wagner an der Reihe. In dieser Zeit lässt sie sich in ihrer Hausarztpraxis von einem Kollegen vertreten. „In unserem Team arbeiten wir mit elektronischen Patientenakten. Jeder, der Patientenkontakt hat, kann Einblick nehmen, egal wo er gerade ist. Krankheitsverlauf, Familienstruktur und Angaben zu Medikamenten sind in kürzester Zeit allen zugänglich. Wenn ich ein Mittel verschreibe, wird die Apotheke automatisch informiert und legt es bereit. Der Pflegedienst holt die Medizin dann ab und nimmt sie zum nächsten Patientenbesuch mit. So läuft alles Hand in Hand. Außerdem ist unser Team rund um die Uhr erreichbar, in einem Notfall kommt kein Fremder ins Haus", erklärt Stefanie Wagner. Jetzt kann sie sich auch mehr Zeit nehmen, um Betroffenen zu erklären, was auf sie zukommt,

---

10 Patientenrechtegesetz vom 26.2.2013.

wie sie bei verschiedenen Symptomen reagieren können, welche Medikamente wirken und was beim Sterbeprozess passiert. Angehörigen, die sie kennt, gibt sie auch telefonisch Anweisungen.

Auch bei der SAPV gilt: Ohne einen Familien- oder Freundeskreis, der die Sorge für einen sterbenskranken Menschen trägt, ist die Begleitung zuhause nicht möglich. Bei der Frage nach der passenden ärztlichen Betreuung, einem Pflegedienst oder einem Palliative Care Team hilft Ihnen auch ein Hospizdienst, der Sozialdienst eines Krankenhauses oder eine Beratungsstelle (siehe Adressen im Anhang).

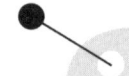

WICHTIG: Der Verlauf einer unheilbaren Krankheit ist oft schon früh absehbar. Kümmern Sie sich rechtzeitig darum, ob Ihr Hausarzt die Versorgung zuhause übernehmen kann oder ob er Ihnen zu einem qualifizierten Palliativmediziner oder einem Palliative Care Team rät. Er muss dies auch verordnen. Wenn Sie an der Entscheidung Ihres Hausarztes zweifeln, holen Sie sich eine zweite ärztliche Meinung ein.

Einer SAPV-Studie der Universität Augsburg zufolge ist in Bayern das gesetzliche Ziel, Schwerstkranken ein würdevolles Sterben zuhause zu ermöglichen, inzwischen nahezu erreicht:

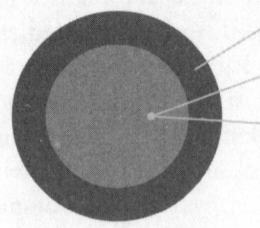

- **97%** kamen ohne Notarzteinsätze aus.
- **84%** kamen ohne Klinikeinweisungen aus.
- **84%** bekamen SAPV-Leistungen in den eigenen vier Wänden.

(Quelle: Universität Augsburg 2013.)

Palliative Care Teams in Deutschland

Wenn Sie eine Verordnung für SAPV bekommen, zahlt die Krankenkasse ein „Leistungspaket". Wenn Sie unsicher sind, was Ihnen damit zusteht, lassen Sie sich von Ihrem Arzt oder einer Beratungsstelle aufklären. Die Krankenkasse muss die Versorgung genehmigen. Das funktioniert nicht immer reibungslos, deshalb ist es gut, wenn Betroffene, Angehörige oder Lebenspartner die Rechtslage kennen.

WICHTIG: Als Patientin oder Patient haben Sie das Recht auf medizinische Versorgung, medizinische Beratung, freie Arztwahl, Einsichtnahme in die Krankenakte und auf Vertraulichkeit und Selbstbestimmung.[11]

MITGLIEDER DER PRIVATEN KRANKENVERSICHERUNGEN

Die SAPV-Richtlinie gilt für gesetzlich Versicherte. Im Kleingedruckten der privaten Versicherer ist der Anspruch auf SAPV-Leistungen wie z.B. die Versorgung durch ein Palliative Care Team in der Regel nicht vorgesehen, jedoch übernehmen inzwischen fast alle privaten Versicherer die SAPV auf freiwilliger Basis (Kulanz). Fragen sie am besten frühzeitig nach, welche Leistungen Ihre private Kasse übernimmt und was Sie selbst bezahlen müssen.

11 Patientenrechtegesetz vom 26.2.2013.

Bundesländer mit Palliative Care Teams und Palliative Care Teams für Kinder in Deutschland

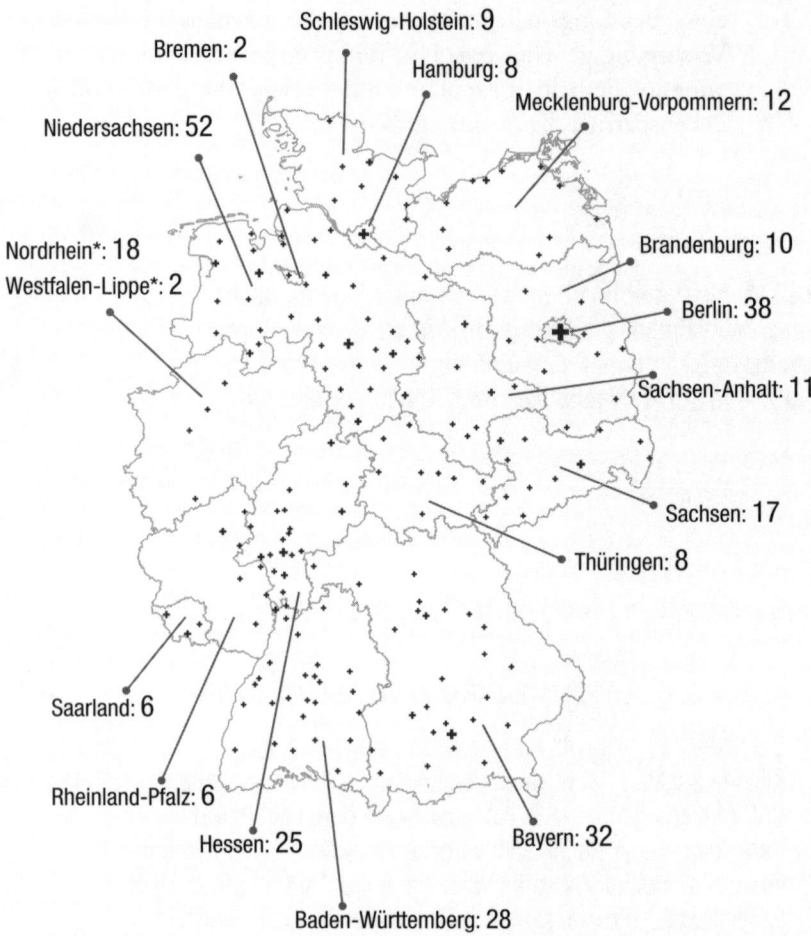

* regional spezifische Regelungen
(Quelle: Kassenärztliche Bundesvereinigung KBV 2014.)

Nach Inkrafttreten des Gesetzes dauerte es Jahre, bis die Richtlinie zur SAPV in Deutschland tatsächlich umgesetzt wurde. Und noch immer bestehen nicht überall Palliativ Care Teams – trotz Rechtsanspruch. Die Teams sind in jedem Bundesland unterschiedlich organisiert und dürfen ihr vertraglich festgelegtes Einsatzgebiet nicht verlassen. Vor allem in ländlichen Gebieten fehlen sie. Das gilt auch für die Versorgung von sterbenden Kindern. Laut Krankenkassen fehlen qualifizierte Fachkräfte, doch fragt sich, ob die Kassen genügend Anreize dafür schaffen, dass mehr Ärztinnen und Ärzte aufs Land ziehen und dort Versorgungsstrukturen aufbauen.

Fragen an ...
Henrike Korn
Rechtsanwältin

Würden Sie Familien Mut zu einer Versorgung zuhause machen, ohne die streckenweise immer noch mangelhafte Lage der Palliative Care-Versorgung in Deutschland zu beschönigen?

> In Großstädten ja. In Brandenburg nicht. In diesem Fall würde ich raten, nach Berlin umzuziehen. Dann hat man aber am Lebensende ein „neues Zuhause", das ist also unrealistisch. Für Bayern, Hessen und Westfalen-Lippe kann ich zu einer Palliative Care-Versorgung raten, für Schleswig-Holstein nur bedingt. Ich würde Angehörigen raten, sich wirklich gut zu informieren. Leider halten auch immer wieder mal Palliative Care Teams ihre Leistungszusagen nicht ein. Statt 24-Stunden-Rufbereitschaft läuft dann ein Band. So haben es mir verzweifelte Angehörige berichtet.

Was kann ich tun, wenn ich SAPV erhalten muss, es in meiner Nähe aber kein Palliative Care Team gibt?

Umziehen, sonst nichts. Eine Klage vor dem Sozialgericht – es wäre die Form einer Leistungsklage gegen die Krankenkasse – dauert selbst im Eilverfahren zu lange. Nach der SAPV-Richtlinie geht es um Patienten mit einer Lebenserwartung von wenigen Tagen, Wochen oder Monaten. Man hat sich bei der Auslegung auf „unter ein Jahr" verständigt. Für Klagen ist also keine Zeit.

Was mache ich, wenn der Hausarzt SAPV nicht verordnen will?

Das passiert sehr oft. Der Hausarzt hat „Therapiefreiheit", also ist es seine Aufgabe zu beurteilen, ob SAPV notwendig ist oder nicht. Wenn ich aber der Meinung bin, ich oder mein Angehöriger müsste SAPV erhalten, würde ich mich an einen Palliativarzt wenden, denn es gibt ja das Recht auf eine zweite ärztliche Meinung. Dies muss die Kasse bezahlen. Der Palliativarzt übt dann in der Regel Einfluss auf den Hausarzt aus, meist mit Erfolg. Die wenigsten wissen übrigens, dass auch Krankenhausärzte SAPV vorübergehend verordnen dürfen, wenn sie einen Patienten ambulant behandeln. Dies ist eingeführt worden, damit schon zu einem frühen Zeitpunkt die Verordnung von der Klink kommen kann und nicht erst der Umweg über den Hausarzt nötig ist, den ja ein onkologischer Patient nach langem Behandlungsmarathon schon lange nicht mehr gesehen hat.

Wie erfahre ich, welche Leistungen meine Kasse bezahlt?

Die SAPV-Verträge sind alle auf den Internetseiten der jeweiligen Palliative Care Teams und der beteiligten Krankenkassen, in manchen Regionen auch der Kassenärztlichen Vereinigungen einzusehen. Sie beinhalten alle einen Anhang zu dem Thema „Vergütung". Sie sind ohne Juristendeutsch leicht zu verstehen. Als Patient haben Sie auch immer einen Anspruch auf Einsicht in Ihre Akte bei der Krankenkasse.

Was kann ich tun, wenn die Kasse Leistungen verweigert?

Dann legen Sie einen Verpflichtungswiderspruch gegen den Ablehnungsbescheid ein und beantragen eine einstweilige Anordnung beim Sozialgericht. Das dauert aber, abhängig von der Überlastung der Sozialgerichte, teilweise sehr lange. Angehörige sollten sich eine Generalvollmacht vom Betroffenen geben lassen, damit sie die rechtlichen Schritte einleiten können.

Wie lange bezahlt die Kasse SAPV?

Wenn sich der Patient wider Erwarten erholt, müsste er nach der SAPV-Richtlinie wieder allgemeine ambulante Palliativversorgung (AAPV) erhalten. Dann kann, wenn sich sein Zustand verschlechtert, wieder neu SAPV verordnet werden. Lebenserwartungen können aus medizinisch nicht erklärlicher Begründung erfreulicherweise oft überschritten werden und sollte eine Kasse bei bestehender, durchgängiger SAPV nach 12 Monaten die Kosten ablehnen, muss die Kasse hierzu mit Verpflichtungswiderspruch und einstweiliger Anordnung verpflichtet werden.

Gelten dieselben Antworten für pädiatrische SAPV?
Nein. Das ist ein sehr kompliziertes Thema. Kinder sterben oft aufgrund anderer, akuter Todesursachen und leben deutlich länger. Für Kinder und Jugendliche ist es ganz besonders wichtig, dass sie zuhause sterben können.
Es gibt hier in der Tat wenige Ärzte, die die Versorgung von Kindern übernehmen möchten. Ein Kinderarzt müsste sich zuerst palliativmedizinisch weiterbilden. Kinderärzte haben aber in der Regel einen anderen Schwerpunkt. In der Praxis ist es schwierig, einen Kinderarzt zu finden, der „Nachtschichten" leisten kann.
Der Aufbau von Strukturen für die sogenannte spezialisierte ambulante pädiatrische Palliativversorgung (SAPPV) ist auch deshalb schwer, weil gerade in ländlichen Gebieten so wenige Kinder versorgt werden müssen, dass der Aufbau eines ganzen Kinder-Palliative Care Teams finanziell nicht rentabel wäre. Die Kassen müssten hierfür Geld aufwenden.

Der ambulante Pflegedienst

„Gute Pflege" bedeutet Pflege durch Menschen, die nicht unter Zeitnot leiden und nicht überstrapaziert sind. 2008 hat die Große Koalition mit der Pflegereform versucht, die Pflege zuhause aufzuwerten. Die Sätze für ambulante Pflegedienste, die Menschen zuhause betreuen, wurden angehoben. Nach wie vor zahlen die Kassen für Pflege in einem Heim höhere Sätze. Dass sich der Engpass bei Pflegekräften durch polnisches, vietnamesisches oder russisches Personal beseitigen lässt, glaubt man beim Deutschen Berufsverband für Pflegeberufe nicht. Den Grund für den Pflegenotstand sieht der Verband vielmehr darin, dass Pflegeberufe generell immer noch zu wenig gesellschaftlich und finanziell anerkannt werden.
Das Gefühl, die letzte Lebensphase zuhause meistern zu können, steht und fällt mit einem guten ambulanten Pflegedienst. Pflegekräfte haben häufiger Kontakt zu Kranken und deren Familien als Ärzte und kommen ihnen deshalb oft persönlich näher. Sie können sehr viel dazu beitragen, dass sich ein Schwerkranker gut umsorgt und wohl fühlt.
Wenn die Pflege nicht mehr durch Nahestehende geleistet werden kann, ist es ratsam, einen ambulanten Pflegedienst hinzuzuziehen. Häufig ist auch während eines Krankenhausaufenthaltes absehbar, dass die Angehörigen mit der Pflege überlastet sein werden. Am besten kümmert man sich in diesem Fall um einen ambulanten Pflegedienst, solange die Patientin oder der Patient noch im Krankenhaus ist. Eine Pflegekraft geht zuhause mit dem Familien- oder Freundeskreis organisatorische Fragen durch, begutachtet die Wohnung und informiert darüber, welche pflegerischen Hilfsmittel wie zum Beispiel Toilettensitz, Rollstuhl oder ein Pflegebett notwendig sind.

> **WICHTIG:** Bevor ein Pflegebett bestellt wird, müssen Kranke eine Pflegestufe haben, sonst müssen sie zum Teil die Kosten für das Bett selber tragen.

Zur Grundpflege gehört das Waschen, das An- und Auskleiden und Hilfe beim Gang zur Toilette. Die Pflegeversicherung bezahlt auch Hilfe beim Zubereiten und Reichen des Essens, bei hauswirtschaftlicher Versorgung und natürlich die Behandlungspflege. Zu ihr gehört alles, was medizinisch notwendig ist wie Verabreichen von Spritzen, Verbandswechsel oder Anwendungen, die dem Wundliegen vorbeugen. Die Behandlungspflege wird ärztlich verordnet, die Grundpflege ergibt sich aus der Pflegestufe.

Wer eine Pflegestufe hat, bekommt einen Zuschuss für den Pflegedienst von der Pflegekasse. Familienmitglieder oder Nahestehende können dort Pflegegeld beantragen, wenn sie die Pflege selbst übernehmen.

Weil die Pflegeleistungen der Pflegekassen bestimmte Obergrenzen haben, lassen Sie sich am besten von Ihrer Pflegekasse eine Preisliste schicken, aus der Sie entnehmen können, was ein Pflegedienst überhaupt abrechnen kann. So können Sie selbst ausrechnen, wie weit der Zuschuss reicht.

Wenn Sie Entscheidungshilfe brauchen oder Fragen zu Pflegeleistungen haben, können Sie neben Beratungsangeboten unabhängiger Selbsthilfenetzwerke oder dem Sozialverband VdK natürlich auch die gesetzliche Pflegeberatung in Anspruch nehmen, dort arbeiten in der Regel Mitarbeiterinnen und Mitarbeiter der Pflegekassen. Sie ist über das Bürgertelefon mit der bundesweit einheitlichen Telefonnummer 115 zu erreichen.

WICHTIG: Die Pflegekasse zahlt nur, wenn mindestens zwei Jahre lang Beiträge zur Pflegeversicherung eingezahlt wurden. Wer diese Voraussetzung nicht erfüllt, kann die Kosten für die Pflege bei den Sozialämtern beantragen. Diese Sozialleistung wird nur gewährt, wenn das Einkommen der Versicherten unter einer bestimmten Grenze liegt und kein Vermögen vorhanden ist.

Pflege in Deutschland

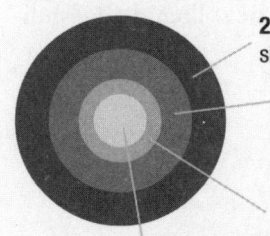

2,5 Millionen Menschen sind derzeit in Deutschland pflegebedürftig.

Rund **1,5 Millionen Menschen** werden in Deutschland zuhause gepflegt, die meisten mithilfe ihrer Angehörigen.

700.000 Menschen leben in Pflegeheimen.

500.000 Menschen werden mithilfe ambulanter Pflegedienste gepflegt.

Derzeit gibt es ca. **11.000 ambulante Pflegedienste.**

Sie beschäftigen **210.000 Menschen.**

41% werden von gemeinnützigen Trägern finanziert.

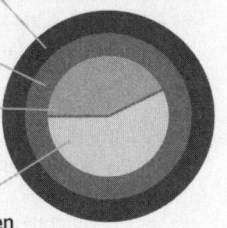

58% der Pflegedienste sind private Unternehmen.

Bis **2020** soll die Zahl der Pflegebedürftigen Berechnungen zufolge auf **3,4 Millionen** steigen (mehr als Kindergartenkinder).

(Quellen: Zentrum für Qualität in der Pflege / Pflegebericht des Medizinischen Dienstes der Krankenversicherung 2012.)

Die Pflegestufen

Die Pflegestufe basiert auf einem Gutachten vom Medizinischen Dienst der Krankenversicherung (MDK). Wenn Sie den Antrag auf Pflegestufe stellen, kommen Sachverständige des MDK zu Ihnen nach Hause. Notieren Sie sich vorher genau, bei welchen Tätigkeiten Hilfe nötig ist. Danach richtet sich anschließend die pflegerische Unterstützung. Wenn Sie mit der Einstufung des MDK unzufrieden sind, sollten sie Widerspruch einlegen. Es gibt auch unabhängige Pflegesachverständige, die Sie dabei beraten können (siehe Adressen im Anhang). Hilfreich sind vielleicht auch die Pflegestufenrechner, die Sie von unterschiedlichen Anbietern im Internet finden können. Privat Versicherte werden von einem Unternehmen namens Medicproof geprüft. Sie sollten die Leistungen ihrer Kasse vorab klären.

Die Pflegestufen

PFLEGESTUFE 1 (erhebliche Pflegebedürftigkeit):
Die tägliche Hilfe ist zweimal oder öfter nötig, dauert mindestens 1,5 Stunden lang und die Grundpflege nimmt dabei 45 Minuten ein.

PFLEGESTUFE 2 (schwere Pflegebedürftigkeit):
Die tägliche Hilfe ist dreimal oder öfter nötig, dauert mindestens 3 Stunden lang und die Grundpflege nimmt 2 Stunden ein.

PFLEGESTUFE 3 (Schwerstpflegebedürftigkeit):
Die tägliche Hilfe ist rund um die Uhr nötig, dauert mindestens 5 Stunden lang und die Grundpflege nimmt 4 Stunden ein.

Darüber hinaus gibt es noch den Härtefall, wenn Hilfe durchgehend, auch mehrmals zusätzlich nachts, nötig ist und die Grundpflege 6 Stunden dauert. Außerdem gibt es Pflegestufe 0 bei eingeschränkter Alltagskompetenz, z.B. bei Demenz. Hier bekommen die Angehörigen von der Krankenkasse etwa 120€ Pflegezuschuss im Monat.

Wie finde ich einen Pflegedienst, der zu mir passt?

Pflegende werden dafür bezahlt, dass sie Patienten zum Beispiel waschen, eincremen, kämmen, und zwar im Minuten- und Sekundentakt. Was Sterbende aber eigentlich brauchen, ist Zeit. Zuwendung wird von den Pflegekassen jedoch überhaupt nicht bezahlt. Gute Pflege bleibt also immer auch eine Glückssache und von einzelnen Personen abhängig.
Ambulante Pflegedienste finden Sie fast überall. Je nach Wohnort – Großstadt oder Dorf – haben Sie eine große Auswahl oder keine Alternativen. Nach einem empfehlenswerten, zuverlässigen ambulanten Pflegedienst in Ihrer Nähe können Sie sich in Ihrer Hausarztpraxis, der Sozialstation, im Krankenhaus oder bei Palliativärzten erkundigen. Auch Hospizdienste haben Adressen parat.

Ein Auswahlkriterium ist auch die Größe des Pflegeunternehmens. Viele Pflegedienste haben Probleme, die Versorgung nachts oder am Wochenende zu garantieren. Dann haben sie meist zu wenig Zeit für die Patienten, weil sie nur in halber Besetzung arbeiten. Unternehmen mit vielen Beschäftigten sind in diesen Punkten klar im Vorteil vor kleinen Pflegediensten, die alle Aufträge mit zwei, drei Mitarbeitern abdecken müssen. Diese Erfahrung haben wir zumindest gemacht.
Palliativärztin Dr. Stefanie Wagner

CHECKLISTE ZUR AUSWAHL
EINES AMBULANTEN PFLEGEDIENSTES[12]

○ 1. Lage und Erreichbarkeit: Ist der Pflegedienst in der Nähe? Ist er für Notfälle 24 Stunden in Bereitschaft?

○ 2. Information: Bekomme ich Informationsmaterial und Preislisten, die ich in Ruhe durchlesen kann? Wird die Familie mit einbezogen? Werden persönlichen Wünsche berücksichtigt?

○ 3. Kosten: Bekomme ich einen Kostenvoranschlag für die voraussichtlichen Pflegeleistungen? Berät mich der Pflegedienst zu möglichen Kostenträgern? Werden die Leistungen in einem schriftlichen Pflegevertrag festgelegt?

○ 4. Ausbildung der Pflegenden: Über welche Qualifikationen verfügen die Pflegekräfte? Wie viele Mitarbeiterinnen und Mitarbeiter beschäftigt der Pflegedienst und betreuen den Pflegebedürftigen immer dieselben Fachkräfte?

○ 5. Angebote für Nahestehende: Haben pflegende Angehörige die Möglichkeit, Hilfestellung, Beratung und Anleitung von Fachkräften zu bekommen?

○ 6. Betreuung: Hat der Pflegedienst Kontakt zu Hospizdiensten oder preisgünstigen Besuchsdiensten?

○ 7. Hausbesuche: Machen die Pflegekräfte bei Bedarf auch kurzfristig Hausbesuche?

○ 8. Zusätzliche Leistungen: Vermittelt der Pflegedienst zusätzliche Hilfeleistungen wie zum Beispiel Essen auf Rädern?

○ 9. Beratung: Kann ich den Pflegedienst bei der Auswahl von Hilfsmitteln zu Rate ziehen und kennen sich die Fachkräfte mit den Kostenträgern aus?

○ 10. Beschwerden: Kann ich den Pflegevertrag bei Unzufriedenheit wieder kündigen oder ist die Kündigungsfrist zu lange? Kann die Pflege zum Beispiel durch pflegende Angehörige unterbrochen werden?

12 Quelle: Deutscher Berufsverband für Pflegeberufe (DBfK).

Pflegebedürftige sind abhängig von fremder Hilfe. Deshalb spielt das Taktgefühl der Pflegenden eine große Rolle. Es ist wichtig, dass sie Schamgrenzen erkennen und achten und dass sie die Situation erträglich und würdevoll gestalten können, auch wenn Bedürftige nicht mehr in der Lage sind, ihre Körperfunktionen zu beherrschen.

Ein Team aus Experten hat 2005 auf Anweisung der Bundesregierung ethische Handlungsanweisungen für Pflegekräfte formuliert. Besonders betont wird das Recht auf Wahrung und Schutz der Privat- und Intimsphäre: Pflegende, die Bedürftige duschen und dabei nackt sehen, sollten möglichst selten wechseln. Wichtig ist auch das Recht der Hilfe zur Selbsthilfe: Pflegende sollen Bedürftige darin unterstützen, ein möglichst selbstbestimmtes Leben zu führen.[13]

WICHTIG: Pflegebedürftige haben ein „Recht auf Autonomie". Das muss von den Pflegenden beachtet werden. Betroffene müssen über die Pflegeleistung informiert sein und können der Pflege zustimmen oder sie ablehnen.

Palliativpflegekraft ja oder nein?

Qualifizierte Palliativpflegekräfte werden nach einem höheren Satz bezahlt als Beschäftigte eines „normalen" Pflegedienstes. Sie nehmen sich in der Regel mehr Zeit für die Pflegebedürftigen. Nicht alle Menschen, die zuhause sterben wollen, haben Schmerzen oder so schwere Symptome, dass sie eine Pflegekraft mit Spezialkenntnissen brauchen. Wer allerdings unheilbar

---

13 Pflege-Charta der Bundesregierung.

und fortschreitend schwer erkrankt ist, wird voraussichtlich früher oder später Palliativpflege hinzuziehen. In diesem Fall klären Sie mit dem Pflegedienst zusätzlich folgende Fragen:

- Gibt es im Team auch eine qualifizierte Palliativpflegekraft?
- Kommt die Palliativpflegekraft im Notfall auch nachts?
- Kommt immer dieselbe Person und, falls nicht, wie viele Palliativpflegekräfte wechseln sich ab?

WICHTIG: Fragen Sie auch Ihre Ärztin bzw. Ihren Arzt, ob sie mit Ihrem favorisierten Pflegedienst zusammenarbeiten.

Wenn Sie Anspruch auf spezialisierte ambulante Palliativversorgung SAPV haben und es in Ihrer Nähe ein Palliative Care Team gibt, dann brauchen Sie sich um qualifiziertes Palliativpflegepersonal nicht gesondert zu kümmern, es gehört dann zum Team und übernimmt Behandlungspflege und Symptomkontrolle wie z.B. Spritzen verabreichen, Verbände wechseln oder Einläufe machen. Palliativpflegekräfte übernehmen in der Regel keine Grundpflege wie z.B. Waschen und Anziehen. Bei Patienten, die ebenfalls Grundpflege benötigen, muss ein zusätzliches Pflegeteam eingeschaltet werden. (Nähere Informationen zu SAPV auf Seite 43.)

Fragen an ...

Iris Rehbein,
Pflegekraft mit Palliativzusatzqualifikation

Welche Voraussetzungen müssen aus Sicht der Pflege gegeben sein, damit ein Mensch zuhause sterben kann?

Aus meiner Sicht sind auf jeden Fall mindestens zwei begleitende Angehörige unabdingbar. Weiter erforderlich ist ein Pflegedienst, der in der Lage ist, ein Netz zu knüpfen, das aus verschiedenen Hilfsorganisationen besteht, eine 24-Stunden-Rufbereitschaft und die Garantie, dass eine Fachkraft immer ansprechbar ist. Schließlich muss der Hausarzt damit klarkommen, das Sterben zuzulassen.

Brauchen Sterbende eine besondere Behandlung?

Ja! Sterbende benötigen empathische, ruhige und umsichtige Pflegekräfte um sich herum, Menschen, die in der Lage sind, in jeder Situation zu hinterfragen, was jetzt wirklich zu tun ist, und die weniger mehr sein lassen können. Das kann heißen, dass ich in jeder Situation anders reagieren muss. Ich muss in der Lage sein, das Zepter komplett aus der Hand zu geben und immer wieder den Sterbenden selbst entscheiden zu lassen, was getan wird. Pflege nach Plan ist hier völlig unangebracht. Das hört sich einfacher an, als es ist. Es gibt nicht viele Pflegekräfte, die dazu in der Lage sind, denn irgendwie sind wir ja schon so gepolt, dass wir am besten zu wissen meinen, was für Patienten gut ist.

Wie wird häusliche Pflege abgerechnet?
Die Grundpflege wird mit der Pflegekasse abgerechnet, die je nach Pflegestufe einen bestimmten Betrag zur Verfügung stellt. Die Kosten werden nach festen Sätzen abgerechnet, nicht nach Zeit. Das bedeutet beispielsweise, dass Duschen immer den gleichen Betrag kostet, egal wie mobil der Patient ist. Um kein Minus zu machen, nehmen sich Pflegekräfte oft nicht die Zeit, die sie für eine gute Versorgung brauchen würden.

Was können Betroffene in Zeiten von Pflegenotstand erwarten?
Die Pflegebedürftigen können sich darauf einstellen, dass auf jeden Fall jemand vom Pflegedienst kommt, wenn es abgesprochen ist, und dass dies auf jeden Fall eine Fachkraft ist, die sich um aktuelle Probleme kümmert. Um Verständnis bitte ich immer bei der Uhrzeit. Wenn es geht, versuche ich gar keine festen Uhrzeiten zu verabreden, sondern beschränke mich auf einen Zeitrahmen, beispielsweise Vormittag oder Nachmittag, damit ich Ressourcen habe für Notfälle.

Worin besteht der Unterschied zwischen einer „normalen" Pflegekraft und einer Palliativpflegekraft, auch auf das Zeitbudget bezogen?
Eine „normale" Pflegekraft arbeitet grundpflegerisch orientiert. Eine Palliativkraft hingegen hat ihren Schwerpunkt in der sogenannten Symptomkontrolle und Überwachung von Symptomgeschehen. Das heißt nicht, dass Palliativkräfte nicht pflegen, aber es ist eben nicht das Vorrangigste. Natürlich hat eine Palliativkraft mehr Zeit. Das liegt aber zum einen am höheren Entgelt für einen Besuch und zum anderen daran,

dass sie in der Regel nicht mehr als acht bis zehn Patienten am Tag besucht.

Ein ambulanter Palliativpflegedienst, der wirklich palliativ arbeitet, also die Hospizidee verfolgt, ist auf Spendengelder angewiesen. Ohne Spenden könnten sich die Pflegekräfte nicht so viel Zeit nehmen.

Gibt es genug qualifizierte Palliativpflegekräfte?

Es gibt ausreichend viele Palliativfachkräfte in den stationären Einrichtungen, aber leider nicht im ambulanten Bereich. Das liegt daran, dass viele Fachkräfte vor der großen Verantwortung zurückschrecken. Im ambulanten Bereich besteht keine so große medizinische Sicherheit wie im Krankenhaus oder im Hospiz.

Wie unterstützen Sie Angehörige, die die Pflege selbst übernehmen?

Ich biete Assistenz an. Wir üben erst einmal gemeinsam, solange ich da bin. Manchmal rate ich den Angehörigen, vor der Pflege ein Schmerzmittel zu verabreichen, und leite sie dazu an. Probleme sind tatsächlich Schmerzen bei der Pflege und die Tatsache, dass Schwerkranke oft von einem Tag zum anderen in anderen Zuständen sind. Das heißt, es kann dem Kranken heute relativ gut gehen und am nächsten Tag sehr schlecht. Das macht es schwer für die pflegenden Angehörigen, weil sie sich auf nichts einstellen können. So können während der Pflege Symptome auftreten, mit denen keiner gerechnet hat, zum Beispiel Schmerzen, Luftnot oder Erbrechen beim Umdrehen. Lösen kann man diese Probleme, indem wir Pflegekräfte die Angehörigen darauf vorbereiten und die entsprechenden Medikamente zur Verfügung stellen.

Muss jeder mithilfe von spezialisierten Fachkräften sterben?
Nein. Beim eigentlichen Sterben sind wir meistens gar nicht dabei. In den meisten Fällen versterben die Betroffenen im Kreise ihrer Angehörigen und wir werden erst dann dazugerufen, wenn der Tod eingetreten ist. Wir bieten an, den Verstorbenen anzukleiden, unter Umständen vorhandene Schläuche, Katheter, Portnadeln oder ähnliches zu entfernen, damit die Angehörigen sich von einem möglichst natürlich aussehenden Verstorbenen verabschieden können.

Die Pflege selbst übernehmen

Gunnar Wedertz aus Köln hat sich die Pflege seiner schwerkranken Frau Hannelore zugetraut und sie übernommen. Als sie zum zweiten Mal an Krebs erkrankte, hat er sich entschieden, mit 63 Jahren in Frührente zu gehen. Bis kurz vor ihrem Tod übernahm er den größten Teil der Pflege selbst.

Als Erstes machte ich morgens Kaffee gegen die Mundtrockenheit, den ich löffelweise einflößen musste. Dann das Frühstück und anschließend habe ich aufgeräumt. Sich selber fertig machen, muss man ja auch. Und dann pflegte ich sie. Ich habe sie gewaschen und angezogen. Insbesondere die intensive Körperpflege und die damit verbundene Beseitigung der Körperausscheidungen sind vielleicht nicht jedermanns Sache. Mir hat das aber nichts ausgemacht.
Gunnar Wedertz

Wie zieht man einen Kranken im Bett hoch? Wie wendet man ihn? Wie tauscht man die Versorgungsbehälter aus und wechselt die Kleider? Meistens wachsen die Pflegenden mit jeder neuen Aufgabe in die pflegerische Arbeit hinein. Die ersten Handgriffe lernen sie häufig von einen Pflegekraft.

Die Pflegekraft, die anfangs zusätzlich zweimal die Woche vorbeikam, hat mir sehr wertvolle Tipps gegeben. Manchmal war ich jedoch auch überfordert und habe dann auch schon mal angerufen, wenn Hannelore sich erbrochen hatte und man das ganze Bett neu machen musste: „Können Sie bitte noch mal vorbeikommen, ich brauche Hilfe dabei." Ich habe schon sehr viel gemacht, aber es ging nicht immer ganz alleine.
Gunnar Wedertz

Familienangehörige sind die wichtigste Säule des Pflegesystems. Fast immer sind es Ehefrauen, Lebenspartnerinnen, Töchter und Schwiegertöchter, die ihre Eltern, Schwiegereltern oder ihre Partner zuhause pflegerisch versorgen. Die Zahl pflegender Männer wächst inzwischen bei der jüngeren Generation, denn immer mehr Frauen sichern durch ihre Berufstätigkeit den Unterhalt der Familie und können sich die Zeit für eine aufwendige Pflege nicht nehmen. Einen Angehörigen pflegerisch zu versorgen ist in fachlicher und menschlicher Hinsicht eine große Herausforderung und zudem eine oft starke körperliche und psychische Belastung. Pflegende sollten deshalb insbesondere auf ihre eigene Gesundheit achten.

Herausforderungen bei Pflege durch Angehörige

Aus welcher Motivation heraus wollen Sie die Pflege übernehmen? Notieren Sie Ihre Motive, damit Sie sich in schwierigen Zeiten daran erinnern können. Es hilft Ihnen, wenn ihr Durchhaltevermögen abnimmt. Über folgende Fragen sollten Sie sich Rechenschaft ablegen:

- Wie ist meine Beziehung zu dem bzw. der Kranken?
- Ist sie so gut, dass sie einer großen Belastung standhält?
- Zwingen mich die Umstände, die Pflege zu übernehmen, oder ist es mein inneres Bedürfnis?
- Welche Dinge tun mir gut, wenn es im Leben einmal schwierig wird? Wen kann ich dann ansprechen?
- Schaffe ich es, mir genug Freiraum zu gönnen?
- Muss ich mich für die Pflege selbst aufgeben?
- Wen sollte ich für die Entscheidung zu Rate ziehen?

Angehörige können pflegerische Unterstützung auch in speziellen von den Pflegekassen angebotenen Kursen erlernen. Dabei werden ihnen nicht nur das Erkennen von Patientenbedürfnissen und technische Fertigkeiten vermittelt, sondern auch, wie sie bei dieser anspruchsvollen Aufgabe für sich selbst sorgen können, um nicht irgendwann vor Überlastung aufzugeben.
Die Pflege eines Nahestehenden fordert ganzen Einsatz und es können immer wieder belastende Symptome auftreten. Es ist deshalb sinnvoll, sich in Ruhe zu überlegen, wie viel Hilfe Sie von außen in Anspruch nehmen wollen. Für die Wundversorgung und andere medizinische Maßnahmen wird die Behandlung durch professionelle Pflegekräfte ohnehin ärztlich verord-

net. Doch allein die hygienische Versorgung ist oft aufwendig genug. Zur Entlastung könnten Sie sich einen wöchentlichen Pflegediensttermin geben lassen, etwa zum Baden.

Das Pflegegeld ergibt sich aus der jeweiligen Pflegestufe; derzeit liegt es zwischen 300 und 700 Euro pro Monat. Von solchen Beträgen kann kein Pflegender existieren und nur die wenigsten pflegenden Angehörigen können ihren Beruf aufgeben oder es sich leisten, in Frührente zu gehen. Etwa die Hälfte von ihnen bleibt weiter berufstätig und pendelt zwischen Job, Pflege und der eigenen Familie. Trotz dieser großen Mehrfachbelastung pflegen laut Statistik in Deutschland derzeit mehr als 1 Million Menschen ihre Angehörigen zuhause.

Wenn Sie die Pflege selbst übernehmen wollen, sollten Sie folgende Fragen mit ja beantworten können:

- Bin ich bereit, mir pflegerische Grundkenntnisse anzueignen und mich von Fachkräften anleiten zu lassen?
- Kann ich mit Ausscheidungen umgehen oder empfinde ich Ekel davor?
- Bin ich körperlich in der Lage, den Kranken zu wenden, hochzuheben und zu pflegen?
- Bin ich selbstkritisch genug, um mir einzugestehen, wenn ich an meine Grenzen stoße? Kann ich dann Unterstützung zulassen oder die Pflege ganz abgeben?
- Kann ich Notsituationen erkennen und bin ich bereit, Hilfe zu rufen?
- Kann ich es mir finanziell und zeitlich leisten, die Pflege selbst zu übernehmen?

Möglichkeiten für Berufstätige: Pflegezeit

Wenn Sie einen Schwerkranken in häuslicher Umgebung versorgen möchten, müssen Sie Ihr Berufs- und Privatleben auf die wenig planbare Phase des Sterbens einstellen. Das bedeutet unter Umständen weniger Einkommen, auf jeden Fall Verzicht auf Freizeit, große Verantwortung und den Druck einer ständigen Verpflichtung.

2008 hat die Bundesregierung beschlossen, diese Situation mit dem gesetzlichen Anspruch auf eine Pflegezeit zu verbessern. Beschäftigte haben seitdem das gesetzlich verbriefte Recht, mit einer ärztlichen Bescheinigung der Pflegebedürftigkeit eines Angehörigen auch kurzfristig bis zu zehn Tage bezahlten Sonderurlaub zu bekommen. Grundlage für die Lohnfortzahlung in dieser Zeit ist das Bürgerliche Gesetzbuch. Manche Arbeitsverträge sehen jedoch vor, dass Angehörigen in diesem Fall nur unbezahlter Sonderurlaub zusteht.

Als Angehörige gelten in diesem Fall nicht nur Töchter, Söhne und Ehe- bzw. eingetragene Lebenspartner, sondern auch Personen in eheähnlichen Gemeinschaften, Enkelkinder, Großeltern und Schwiegereltern.

Eine unbezahlte Pflegezeit, in der Sie weniger oder gar nicht in Ihrem Beruf arbeiten, können Sie für die Dauer von bis zu sechs Monaten beantragen, wenn Ihr Arbeitgeber mehr als 15 Beschäftigte hat. Ihr Arbeitgeber muss Ihre Stelle für Sie freihalten und darf Sie nicht kündigen. In dieser Zeit zahlt die Pflegekasse Ihre Beiträge in die Arbeitslosenversicherung ein und bezuschusst Ihre Sozialversicherungsbeiträge. Die Pflegezeit müssen Sie spätestens zehn Tage vor Beginn beantragen und durch eine schriftliche Bestätigung des Medizinischen Dienstes der Krankenversicherung begründen lassen. Sie endet mit dem Tod des bzw. der Pflegebedürftigen.

Wenn Sie eine so genannte Familien-Pflegezeit nehmen möchten, können Sie bis zu zwei Jahre lang Ihre Arbeitszeit reduzieren. Mindestens 15 Wochenstunden müssen Sie aber noch arbeiten. In dieser Zeit erhalten Sie ein gekürztes Gehalt, das anschließend, wenn Sie wieder voll arbeiten, mit dem Einkommen verrechnet wird. Nach der Familien-Pflegezeit bekommen Sie solange weniger Gehalt, bis sich das Zeit-Lohn-Verhältnis wieder ausgeglichen hat.

Angehörige, die einen kranken Menschen schon sechs Monate lang gepflegt haben, können sich eine Zeit lang vertreten lassen und Verhinderungspflege beantragen. Dann betreut eine Ersatzperson den Kranken. Als Verhinderungspflege zahlt die Pflegekasse pro Jahr vier Wochen lang einen Zuschuss von höchstens 1.550 Euro. Die Ersatzperson darf mit dem Pflegebedürftigen nicht verwandt oder verschwägert sein, sonst zahlt die Pflegekasse nur den geringeren Pflegegeld-Satz, der Angehörigen zusteht.

Eine Pflegekraft aus dem Ausland

Wenn Angehörige die Pflege nicht oder nicht auf Dauer leisten können, sind sie auf Hilfe angewiesen. Da eine Pflege rund um die Uhr mit mehreren Pflegekräften, die nach deutschem Arbeitsrecht zu Tariflohn und mit begrenzter Wochenstundenzahl angestellt sind, für viele unerschwinglich wäre und eine stationäre Pflege in der häuslichen Umgebung im Budget der Pflegekassen nicht vorgesehen ist, engagieren viele eine Hilfskraft aus dem Ausland. Schätzungen zufolge sind in deutschen Haushalten zwischen 100.000 und 200.000 Pflegehilfen beschäftigt, die aus Ländern wie Polen, Tschechien, Rumänien, Bulgarien, Ungarn, Estland, Lettland, Litauen und der Slowakei kommen.

Die Pflegehilfen aus dem Ausland erledigen häufig die Grundpflege und übernehmen hauswirtschaftliche Tätigkeiten. Bürgerinnen aus EU-Staaten dürfen zwar wie deutsche Arbeitskräfte angestellt werden und es ist keine Arbeitserlaubnis erforderlich, formal werden die Pflegehilfen jedoch als Haushaltshilfen eingestellt. Denn offiziell dürfen sei keine pflegerischen Tätigkeiten übernehmen. Zudem haben viele Frauen zwar Pflegeerfahrung, aber keine entsprechende berufliche Qualifikation. Deshalb müssen für die Behandlungspflege und medizinische Versorgung zusätzliche Pflegefachkräfte, Ärztinnen und Ärzte ins Haus kommen.

Wer eine Helferin engagiert, wird zum Arbeitgeber, muss Sozialabgaben abführen, sich an die Regeln des Arbeitsschutzes halten und branchenüblichen Lohn bezahlen. Es gelten dieselben Bedingungen wie für Bauarbeiter oder Saisonarbeiter aus dem Ausland. Werktags darf die Arbeitszeit acht Stunden bzw. in der Woche 48 Stunden nicht überschreiten. Die Hilfskraft hat einen Urlaubsanspruch von 24 Werktagen pro Jahr. Der Verdienst liegt zwischen monatlich 1.300 und 2.500 Euro plus freie Kost und Logis.

Das Geschäft mit der Pflege läuft gut, in jeder großen Stadt finden Sie inzwischen Vermittlungsagenturen für Pflegehilfen aus dem Ausland. Die Stiftung Warentest hat diese Agenturen verglichen und geprüft. Die Ergebnisse finden sich im Internet oder sind bei den Verbraucherzentralen zu beziehen.

Verbraucherschützer empfehlen, die Dienste der Zentralen Auslands- und Fachvermittlung der Arbeitsagentur in Anspruch zu nehmen. Sie vermittelt Hilfskräfte, prüft deren Deutschkenntnisse und stellt kostenlos Musterarbeitsverträge bereit. Sprachkenntnisse sollten ein wichtiges Auswahlkriterium sein, denn Gespräche sind in der letzten Lebensphase sehr wichtig.

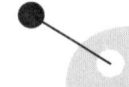

WICHTIG: Um eine Hilfe aus dem Ausland einzustellen, müssen Sie einen Arbeitsvertrag über die Bundesagentur für Arbeit abschließen. Sie dürfen als Privatperson keine eigenen Arbeitsverträge mit Beschäftigten abschließen.

Juristisch sind die Regelungen eindeutig, in der Praxis liegt bei der Beschäftigung ausländischer Kräfte jedoch vieles im Argen. So vermitteln ausländische Unternehmen Mitarbeiterinnen meistens zu einem geringeren Honorar, die Agentur verdient über Vermittlungsgebühren kräftig mit.[14] Manche Vermittlungsunternehmen stellen Kontakte zu „selbständigen Pflegerinnen" her. Diese Pflegehilfen bekommen zwischen 1.000 und 1.500 Euro im Monat, bleiben für drei bis sechs Monate und werden dann von einer Kollegin abgelöst. Diese Art von Beschäftigungsverhältnis bewegt sich in einer Grauzone: Als Selbständige müssen die Beschäftigten im Heimatland ein Gewerbe angemeldet haben, dürfen bei Ihnen keine Kost und Logis annehmen, also nicht im Haushalt wohnen, und müssen mehrere Auftraggeber gleichzeitig haben. Sollten die Behörden feststellen, dass dies anders ist, riskieren Sie eine Anzeige und müssen als Arbeitgeber Sozialabgaben nachzahlen. Mehr als die Hälfte der ausländischen Kräfte arbeitet „schwarz" oder in einer arbeitsrechtlichen Grauzone: Arbeitgeber melden sie nicht an, die Helferinnen bezahlen keine Sozialleistungen und versteuern ihr Einkommen nicht. Bei freier Unterbringung und Verpflegung bekommen sie zwischen 800 und 1.000 Euro Honorar. Der Kontakt entsteht meist über Mund-zu-Mund-Propaganda. Wer illegal einen Menschen beschäftigt, macht sich jedoch strafbar.

Wie soll eine Familie mit geringem Einkommen eine 24-Stunden-Pflegekraft finanzieren? Die Politik hat immer noch keine praktikable Lösung gefunden. Das inoffizielle System mit ausländischen Helferinnen wird in Deutschland längst geduldet. Beteiligte wie Hausarzt, Pflegedienst, die Nachbarin oder Freunde akzeptieren das „offene Geheimnis" meist stillschweigend.

Als illegaler Arbeitgeber haben allerdings auch Sie wenig Rechte. Der enge Kontakt zweier sich bisher fremder Menschen kann zu Konflikten führen. Wenn Sie mit der engagierten Pflegekraft unzufrieden sind, weil sie beispielsweise kein Deutsch kann, haben Sie kaum die Möglichkeit zu einem schnellen Personalwechsel.

Wer auffliegt, muss mit einer Anzeige wegen Sozialversicherungsbetrugs und Steuerhinterziehung rechnen und die Beiträge nachzahlen.

14 Quellen: Verbraucherzentralen / Deutsches Institut für angewandte Pflegeforschung e.V.

Probleme mit Pflegekassen und Krankenversicherungen

Chronisch oder unheilbar Kranke und Sterbende sowie ihre Angehörigen haben es mit zwei sogenannten „Leistungsträgern" zu tun, der Krankenkasse und der Pflegekasse. Die Krankenkasse bewilligt Maßnahmen, die verhindern sollen, dass sich Krankheitssymptome verschlimmern. Die Pflegekasse kommt für die erforderlichen Maßnahmen auf, wenn Menschen im täglichen Leben sich nicht ohne Hilfe waschen, anziehen oder kochen, aufstehen und von einem Ort zum anderen gelangen können.

Weil die Zuständigkeit zweier unterschiedlicher Leistungsträger Spielraum für Interpretationen lässt, lehnen Krankenkassen nicht selten Leistungen ab, weil sie die Pflegekassen dafür zuständig sehen – und umgekehrt.

> Manche Fälle gehen mir nicht mehr aus dem Kopf: Eine Patientin hatte sich wundgelegen und brauchte eine spezielle Dekubitus-Matratze. Die Krankenkasse wollte sie nicht genehmigen. Es waren mehrere längere Diskussionen mit dem medizinischen Dienst der Kasse nötig, bis die Krankenkasse zugestimmt hat. Bei solchen Telefonaten gerate ich manchmal mit meiner Geduld an die Grenze.
> *Palliativärztin Dr. Stefanie Wagner*

Ein Glück, wenn Sie in einer solchen Situation von einer Ärztin wie Stefanie Wagner betreut werden, die sich für Ihre Bedürfnisse ins Zeug legt. Immer wieder wird das Gerücht laut, dass viele Kassen gerade bei Sterbenden Hilfsmaßnahmen „aussitzen", sie erst ablehnen und ein langwieriges Widerspruchsverfahren abwarten. Oft sind Betroffene gestorben, bevor eine Maßnahme bewilligt ist. Selbst wenn das Gerücht nicht der Realität entspricht, kann es Ihnen passieren, dass Sie mit der Einstufung des Medizinischen Dienstes nicht einverstanden sind oder sich mit einem Ablehnungsbescheid auseinandersetzen müssen. Legen Sie in einem solchen Fall sofort Widerspruch ein. Die Begründung können Sie später per Post nachreichen.

Musterbrief für einen Widerspruch

Absender

An die Pflegekasse / Krankenkasse (Name)
Straße
Ort

Ort, Datum

Widerspruch gegen den Bescheid vom (Datum)

Sehr geehrte Damen und Herren,

gegen Ihren Bescheid vom (Datum) erhebe ich Widerspruch.
Mit der Ablehnung der Pflegebedürftigkeit bin ich nicht einverstanden.

oder

Mit der Einstufung in die Pflegestufe (X) bin ich nicht einverstanden.

oder

Mit der Ablehnung folgender Leistung (X) bin ich nicht einverstanden.
Die Begründung reiche ich nach.

Mit freundlichen Grüßen

Unterschrift

Manchmal ist auch die Bewilligung eines Palliative Care Teams problematisch. Die Richtlinie schreibt vor, dass spezialisierte ambulante Palliativversorgung nur Schwerstkranken mit einer begrenzten Lebenserwartung und bestimmten Symptomen zusteht. Wenn die verbleibende Lebensdauer nicht genau vorhergesagt werden kann, lehnen die Krankenkassen Anträge oft ab. Das ist häufig ausgerechnet bei sterbenden Kindern der Fall, kommt aber auch bei Erwachsenen vor.

> Manche Patienten haben schwerwiegende neurologische Erkrankungen, die über Jahre verlaufen. Wenn wir diese Patienten ins Hospiz schicken oder spezialisierte ambulante Palliativversorgung verschreiben, wird das häufig mit der Begründung abgelehnt: Die Lebenserwartung muss begrenzt sein. Ich frage mich allerdings, was „begrenzt" heißt. Der Sterbeprozess verläuft ja oft nicht linear, manchmal geht es den Patienten zwischendurch besser. Einer meiner Patienten wurde sogar wieder aus dem Hospiz entlassen, weil es ihm so gut ging. Für die Kassen, die den gesetzlichen Anspruch auf Palliativversorgung gewähren müssen, sind solche Patienten offenbar ein Problem.
> *Palliativärztin Dr. Stefanie Wagner*

Wenn die Kasse eine Leistung nicht übernehmen will, obwohl eine ärztliche Verordnung vorliegt und Widerspruch eingelegt wurde, hilft es also nur noch, sich an Beratungsstellen, Selbsthilfenetzwerke oder Bürgerinitiativen zu wenden. (Adressen finden Sie im Anhang.)
Wenn Sie auch dort nicht weiterkommen, müssen Sie die Finanzierung zum Teil oder ganz selbst übernehmen.

Mit bürgerschaftlichem Engagement gegen Missstände

Auch die schwerkranke Mutter von Mark Castens wäre in Bremen gerne zuhause bei ihrem Mann gestorben. Zu diesem Zeitpunkt gab es in ihrem Stadtteil jedoch kein Palliativ Care Team und ihr Hausarzt lehnte Hausbesuche ab. „Mein Vater war selber schwer krank und er konnte nicht helfen", erzählt der Sohn. Wenn Erna Castens Schmerzattacken hatte oder Atemnot, waren die Familienangehörigen komplett überfordert. Sie wussten nicht, wen sie ansprechen sollten, also riefen sie den Rettungsdienst. Fünfzehn Mal wurde die Todkranke als Notfall ins Krankenhaus gebracht, dort akut behandelt – und kurze Zeit später als unheilbar wieder nach Hause entlassen. Mark Castens wohnte 70 Kilometer entfernt. Deshalb suchte er händeringend nach einem Hospizplatz, doch es war keiner frei. Auch auf der Palliativstation der Bremer Klinik wurde Erna Castens nur akut behandelt und anschließend wieder entlassen. „Ich konnte es nicht begreifen, wie mit sterbenden Menschen in Deutschland umgegangen wird, und habe dann begonnen, mich für sie einzusetzen." Mark Castens fängt an, die Odyssee seiner Mutter aufzuschreiben. Jede Einlieferung ins Krankenhaus, jeden Notruf. „Ich habe damals Briefe geschrieben an Bremens Gesundheitssenatorin. Daraufhin habe ich in der senatorischen Behörde einen Termin bekommen und konnte die Probleme beim Staatsrat ansprechen." Das Gespräch veränderte die Situation seiner Mutter. „Ich bekam einen Anruf, dass sie sofort einen Hospizplatz bekam. Rückwirkend wurden alle Anträge anerkannt, die ich gestellt und gegen deren Ablehnung ich Widerspruch eingelegt hatte. Ebenfalls rückwirkend wurde meine Mutter der Pflegestufe 3 zugeordnet. Das ist alles nur eine Folge meiner Bemühungen, weil ich weiter Druck gemacht habe und nicht nachgelassen habe." Im Hospiz konnte sich die Familie dann angemessen und in Ruhe von Erna Castens verabschieden.

Rückblickend stellt der Sohn trotzdem fest, dass seine Mutter kein würdevolles Lebensende hatte. Sie kam nicht zu ihrem Recht, ohne Schmerzen und gut versorgt zuhause sterben zu dürfen. „Am Ende hat sie mir noch einmal die Hand gegeben. Mach weiter, hat sie gesagt. Das war ein sehr intensiver Moment und der hat mich natürlich geprägt." Seit ihrem Tod setzt sich Mark Castens für Sterbende in Deutschland ein. Niemand soll mehr wie seine Mutter todkrank auf häusliche Versorgung verzichten müssen und wenn es zu wenige Palliative Care Teams gibt, muss es wenigstens genug Hospizplätze geben.

2012 hat er sein Anliegen im Petitionsausschuss des Deutschen Bundestags vorgetragen und seit seiner Rede hat sich einiges verbessert: In Bremen wurde die Spezialisierte Ambulante Palliativversorgung in den Bremer Westen und Norden ausgeweitet, in dem Mark Castens Eltern gelebt haben. Ein zweites Hospiz wurde eröffnet, die Palliativstation der Klinik links der Weser wurde von acht auf zwölf Betten vergrößert und ein zweites Palliative Care Team ist in Planung. „Für mich bedeutet Würde beim Sterben, eine angemessene Pflege zu bekommen, eine angemessene Betreuung, Schmerzfreiheit und einen angemessenen Zeitraum für Gespräche und Unterstützung für Angehörige", sagt Mark Castens heute.

Bürgerschaftliches Engagement kann eine gute Möglichkeit sein, sich für Sterbende stark zu machen – und es führt auch oft zum Erfolg. (Adressen von Selbsthilfegruppen, Netzwerken und bürgerschaftlichen Initiativen finden Sie im Anhang.)

Ist in Ihrem Umfeld bereits eine nahestehende Person verstorben?

14% nein 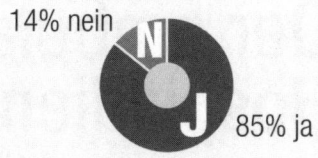 85% ja

Haben Sie selbst schon einmal eine Person, die Ihnen nahe stand gepflegt oder beim Sterben begleitet?

40% nein 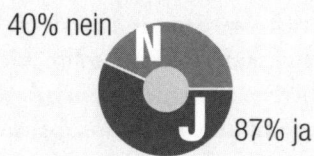 87% ja

Möchten Sie, dass jemand bei Ihnen ist, wenn Sie sterben?

20% nein 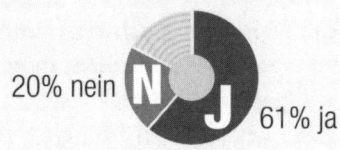 61% ja

Antwort JA
... und von wem möchten Sie dann begleitet werden?

- **82%** Lebenspartnerin bzw. Lebenspartner
- **70%** andere Familienangehörige
- **32%** Freunde
- **25%** professionelle Pflegekraft
- **18%** spirituelle Begleitung
- **18%** Ärztin bzw. Arzt
- **13%** professionelle psychologische Begleitung

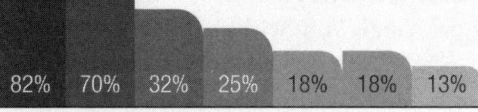

(ZQP Befragung Oktober 2013, 1007 Befragte ab 18 Jahre)

Der ambulante Hospizdienst

Nur die wenigsten Menschen leben heute noch in einer Großfamilie. Verwandte wohnen oft weit entfernt voneinander. Doch Sterben und Tod ist eine gesellschaftliche Gemeinschaftsaufgabe und sollte nicht den medizinischen Kräften überlassen werden. Deshalb sind die örtlichen Hilfsangebote der ambulanten Hospizdienste so wichtig.
Der ambulante Hospizdienst ist die Schnittstelle zwischen ärztlicher, pflegerischer und sozialer Betreuung schwerkranker Menschen zuhause und vermittelt alle wichtigen Informationen. Ohne die 80.000 Ehrenamtlichen der Hospizdienste wäre die Versorgung schwerstkranker und sterbender Menschen zuhause überhaupt nicht möglich. Die große Anzahl der Freiwilligen macht Mut.
1985 begannen in München die ersten Freiwilligen, alleinstehende Menschen zu unterstützen und beim Sterben zu begleiten. Die Aufgabe ist emotional und psychisch sehr belastend; Ehrenamtliche müssen sich zudem mit ihren eigenen Ängsten und Blockaden auseinandersetzen. Um sich auf ihre Aufgabe vorzubereiten, absolvieren sie eine bis zu 120-stündige Ausbildung, in der sie auch den Umgang mit Sterben und Tod in verschiedenen Kulturen und Religionen lernen. Manche Hospizdienste wenden sich speziell an Aidskranke.
Ehrenamtliche oder besser: freiwillige Mitarbeiterinnen und Mitarbeiter unterstützen, wo sie gebraucht werden, begleiten zum Arzt, richten das Abendbrot, kümmern sich um Kinder und erledigen Einkäufe. Vor allem haben sie Zeit zum Reden, denn sie arbeiten unabhängig vom wirtschaftlichen Druck im Gesundheitswesen. (Siehe Adressen im Anhang.)

Kinderhospize

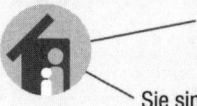

— Die **zwölf Kinderhospize** in Deutschland verfügen über durchschnittlich **acht bis zehn Betten.**

— Sie sind zu **80% belegt.** Je nach Region müssen Betroffene jahrelang auf einen Platz im Kinderhospiz warten.

Palliativstationen im Krankenhaus

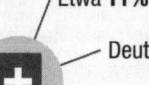

— Etwa **11% aller Krankenhäuser** verfügen über eine Palliativstation.

— Deutschlandweit sind das insgesamt ca. **230.**

— Dort werden fast ausschließlich Krebskranke behandelt. **490.000 Menschen** in Deutschland erkranken jährlich an Krebs, **218.000** sterben daran.

(Statistisches Bundesamt / Deutsche Krebshilfe 2013)

Haben Sie eine Patientenverfügung, Vorsorgevollmacht oder ein Testament verfasst?

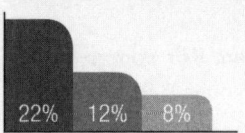

- **22%** haben ein Testament gemacht.
- **12%** aller Deutschen haben eine Patientenverfügung verfasst.
- **8%** haben eine Vorsorgevollmacht.

(TNS Emnid März 2011, 1000 Befragte ab 14 Jahre)

Verdrängt unsere Gesellschaft das Thema Tod?

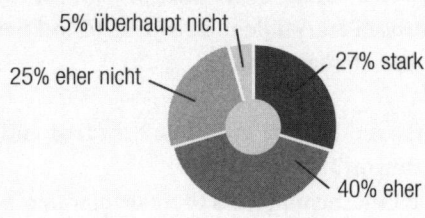

5% überhaupt nicht
25% eher nicht
27% stark
40% eher

(ZQP Oktober 2013, 1007 Befragte ab 18 Jahre)

Fragen an ...
Anita Wiese
Mitarbeiterin eines Hospizdienstes

Wie finden die Betroffenen zu Ihnen?
In der Regel rufen uns Angehörige oder Mitarbeiterinnen einer Pflegeeinrichtung an. Als Koordinatorin des Hospizdienstes mache ich dann den ersten Besuch. Zuerst sprechen wir darüber, welche Erwartungen die Betroffenen an uns haben. Es ist wichtig, dass ein Pflegedienst und Hilfsmittel wie das Pflegebett schon vorhanden sind. Dann überlege ich, welche meiner Ehrenamtlichen zu der Person passt. Viele ältere Menschen singen sehr gerne, dann achte ich darauf, dass auch die betreuende Person gerne singt. Bei Jüngeren vermittle ich eine jüngere Begleitung.

Wie sieht eine Sterbebegleitung aus?
Das kommt immer darauf an. Wir kommen einmal oder mehrmals in der Woche und bleiben ein paar Stunden. Wir bringen den Alltag mit ans Krankenbett, wir reden, singen, erzählen, hören, versorgen, sind da. In dieser Zeit können die Angehörigen kurz entspannen. Manchmal kommen wir nur für ein paar Tage, manchmal mehrere Monate lang. Unser Ziel ist es, den größten Wunsch zu erfüllen: dass jemand in Frieden zuhause sterben kann.

Aus welchem Grund möchten Menschen freiwillig Sterbende begleiten?
Die Entscheidung, als Sterbebegleitung zu arbeiten, ist von den Ehrenamtlichen fast immer gut überlegt. Viele haben in ihrer Familie schon ein-

mal jemanden begleitet. Oft haben sie negative Erfahrungen gemacht oder gesehen, wie jemand alleine gestorben ist. Sie möchten dann, dass es einem anderen Menschen besser geht. Ich selbst habe früher als Krankenschwester in der Onkologie gearbeitet. Irgendwann war es mir dann ein Anliegen, Sterbende zu begleiten.

Was kostet die Begleitung durch Ehrenamtliche des Hospizdienstes?

Den Betroffenen und deren Familien wollen wir keine weitere finanzielle Belastung zumuten, denn die Krankheit selbst verursacht ja schon außergewöhnliche Kosten. Deshalb ist unsere Unterstützung kostenlos. Unser Service finanziert sich größtenteils aus Spenden.

Haben Menschen kurz vor ihrem Tod besondere Bedürfnisse?

Ja. Sie leben viel bewusster. Wenn ihnen klar wird, dass es wirklich zu Ende geht, reden sie viel mehr mit anderen Menschen. Ich habe auch schon verschollene Angehörige ausfindig gemacht, weil jemand vor dem Tod noch Geschwister wiedersehen und sich versöhnen wollte, mit denen er viele Jahre im Streit lag.

Manchmal bitten uns Sterbende um Kleinigkeiten: noch einmal in den Park gefahren werden oder eine Kugel Erdbeereis von einer ganz bestimmten Eisdiele bekommen.

Was sollten Nahestehende und Familienmitglieder wissen?

Wichtig ist, ganz normal mit Sterbenden umzugehen. Ich habe die Erfahrung gemacht, dass Sterbende oft das Bedürfnis haben, über die Krankheit und das Sterben zu sprechen. Angehörige scheuen sich manchmal davor, weil das sehr traurig ist. Wenn jemand reden möchte, sollte man das unbedingt zulassen. Aber auch, wenn jemand nicht darüber sprechen möchte, muss man das akzeptieren. Bei der Beschäftigung mit dem Tod müssen alle ihren eigenen Weg finden. Nahestehende sollten sich überlegen, was sie bereit sind zu tun, welche Hilfen sie anbieten können. Sie sollten dann wirklich nur das anbieten, was sie ernsthaft wollen. Es hilft auch, ein Netz aus nahen und entfernteren Menschen zu spannen, um diese Krisenzeit zu tragen.

Unterliegen Ehrenamtliche denn auch der Schweigepflicht?
Ja, auf jeden Fall.

Auf welche Hilfen können Betroffene noch zurückgreifen?
Wir sind eng vernetzt mit allen beteiligten palliativen und hospizlichen Diensten, wir vermitteln Ärzte und Pflegedienste, wir kennen das nächste Krankenhaus mit Palliativstation, haben Adressen von Hospizen und Pflegediensten, aber auch die Telefonnummern von mobilen Massageteams, Friseursalons, die Hausbesuche machen, Besuchsdiensten mit Tieren, Vorlesediensten. Manche unserer Ehrenamtlichen sind auch speziell in Trauerbegleitung ausgebildet.

Was macht der Hospizdienst nicht?
Wir verabreichen auch mal ein Medikament oder geben den Betroffenen etwas zu trinken, übernehmen aber nichts, was in den pflegerischen Bereich fällt. Immer mehr alleinstehende Personen wollen zuhause sterben, doch bei ihnen kommen wir oft an unsere Grenzen. Die größte Herausforderung sind die Nächte. Die Nächte komplett abzudecken können Ehrenamtliche eigentlich nicht alleine leisten.

Die Versorgung von sterbenskranken Kindern und Jugendlichen

In Deutschland sind jährlich etwa 30.000 Kinder und Jugendliche von einer lebensbedrohlichen Krankheit betroffen. Die Nachricht, dass es keine Hoffnung auf Heilung gibt, trifft Kinder wie Eltern meist unvorbereitet. Für die Eltern bricht eine Welt zusammen. Sie kämpfen mit Wut, Versagensgedanken, Ängsten und Trauer. Die komplette Familie ist von der Krankheit betroffen, muss den gewohnten Alltag aufgeben und sich auf die schwierige Lebenssituation einstellen. Das nahende Lebensende eines Kindes zu akzeptieren, ist noch viel schwieriger, als den Tod eines Erwachsenen zu verkraften. Doch wenn keine Heilung mehr in Sicht ist, bedeutet das nicht, dass nichts mehr getan werden kann.

Die meisten Kinder, die palliativ versorgt werden müssen, leiden an genetischen Defekten oder infolge von extremen Frühgeburten, Unfällen und Krankheiten an schwersten neurologischen Erkrankungen. Ein geringerer Teil hat Krebs. Die Krankheiten verlaufen bei Kindern sehr unterschiedlich.

Familien mit einem schwerstkranken Kind müssen meist nach einer individuellen Lösung suchen, da die palliative Versorgung in der häuslichen Umgebung für Kinder nicht überall möglich ist. Wenn niemand das Kind zuhause medizinisch versorgen kann, muss die Familie häufig improvisieren. Oft begleitet ein Elternteil das kranke Kind in der Klink oder in einem Hospiz und der andere Elternteil übernimmt die Versorgung der übrigen Kinder.

„Häufig hat der Kinderarzt keine palliativmedizinische Zusatzqualifikation und ist mit der Situation überfordert", sagt Kinderpalliativarzt Dr. Sven Gottschling. Doch es gäbe genug Kinderärzte, die sich trotzdem zutrauen einer Familie zu helfen, ihr Kind zuhause zu versorgen. „Wir wollen Familien Mut machen, es zu versuchen. Wenn es nicht geht, bleibt als Notlösung das Krankenhaus." Auch Eltern brauchen dafür viel Courage. Zur Krankheit kommen nicht selten finanzielle und familiäre Probleme. Die erste Frage, die sich die Familie generell stellen sollte: Gibt es an unserem Wohnort eine verlässliche Versorgungsstruktur, im Notfall auch rund um die Uhr? In Deutschland wird Kinderpalliativversorgung geleistet:
- in stationären pädiatrischen Zentren mit Kinderpalliativärzten (Datteln, Göttingen, Homburg, Münster, München),
- von niedergelassenen Kinder- und Jugendärzten,
- von ambulanten Kinderpflegediensten,
- von ambulanten Kinderhospizdiensten,
- in Kinderkliniken,
- in stationären Kinderhospizen,
- in stationären Angeboten der Kurzzeitpflege,
- von pädiatrischen Palliative Care Teams.

Unterstützung – auch nach dem Tod eines Kindes – finden Betroffene unter anderem in Selbsthilfegruppen (siehe Adressen im Anhang).

Die Kinderpalliativstation

Die erste Palliativstation für Kinder und Jugendliche wurde im April 2010 an der Vestischen Kinder- und Jugendklinik Datteln – Universität Witten Herdecke eröffnet. Diese Einrichtung ist eine Ausnahme – Kinderkrankenhäuser haben in der Regel keine Kinder-Palliativstation. Deshalb sollten Familien mit ihren Ärztinnen und Ärzten beraten, ob und wie eine Versorgung zuhause möglich ist.

Das Kinderhospiz

Eine Alternative zu den eigenen vier Wänden sind stationäre Kinderhospize. 2014 zählt man dreizehn dieser Einrichtungen in Deutschland. Allerdings bedeutet der Aufenthalt des Kindes im Hospiz für die Angehörigen oft, dass sie weite Entfernungen von zuhause zurücklegen müssen. Nur wenige der jungen Patienten sterben im Kinderhospiz. Es wird von Familien vielmehr als Möglichkeit der Kurzzeit- oder Verhinderungspflege genutzt – manchmal auch nur für einige Stunden oder Tage, wenn beide Elternteile verhindert sind oder Entlastung brauchen. Verhinderungspflege kann auch für zuhause beantragt werden.

Das Pädiatrische Palliative Care Team

Auch bei Kindern und Jugendlichen unterscheiden die Krankenkassen zwischen der allgemeinen ambulanten Palliativversorgung, bei der keine Erreichbarkeit rund um die Uhr nötig ist, und der spezialisierten, die schwere Symptome und Krisen (auch unabhängig vom Sterbeprozess) lindern soll.

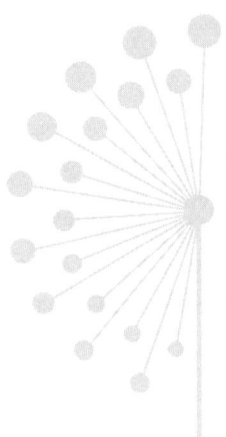

Die 11-jährige Anna Maria leidet an einer Krebserkrankung der Lymphbahnen. Heilung ist nicht mehr in Sicht. Anna Maria würde am liebsten wieder zur Schule gehen. Die Klinik verbindet sie mit Schmerzen und Übelkeit, dort bekam sie die Infusionen der Chemotherapie. In der Klinik sehen alle nur eine Kranke in ihr, zuhause fühlt sie sich normal: Dort kann sie Kind sein, spielen und basteln. Anna Maria ist an eine Schmerzpumpe angeschlossen, ein kleines Gerät, das ihr wie eine Handtasche um den Körper hängt und regelmäßig Schmerzmedikamente zuführt. Die Leute vom Palliative Care Team kommen täglich vorbei.

Ihre Mutter, Korinna Salter, hat die Versorgung durch ein Palliative Care Team zunächst abgelehnt, die Sven Gottschling vom Zentrum für Palliativmedizin der Uniklinik Homburg vorgeschlagen hat. „Doktor Gottschling ist ein guter Arzt, aber als er uns angeboten hat, für Anna Marias Schmerzbehandlung mit seinem Team zu uns nach Hause zu kommen, habe ich immer an den Tod gedacht. Ich habe geglaubt, wenn der Palliativarzt kommt, ist alles zu spät. Das Team hat uns aber dann über die verschiedenen Behandlungsmöglichkeiten aufgeklärt, die Anna Marias Leben erleichtern. Nach einiger Zeit war ich dann einverstanden und jetzt bedeutet es mir sehr viel, dass die Mitglieder des Teams rund um die Uhr erreichbar sind und jederzeit zu uns nach Hause kommen."

Wenn man die Kinder fragt, wo sie sein möchten, wollen sie die letzte Lebenszeit zuhause verbringen. Auch sie haben einen Rechtsanspruch auf Rund-um-die-Uhr-Versorgung durch spezielle Kinder-Palliative Care Teams: Beim Recht auf spezialisierte ambulante pädiatrische Palliativversorgung (SAPPV[15]) ist den besonderen Belangen von Kindern laut Gesetzgeber Rechnung zu tragen (§ 37b SGB V).

15 Neuerdings hat sich statt „SAPPV" der Begriff „SAPV für Kinder und Jugendliche" durchgesetzt.

Leider sind die Strukturen der häuslichen Versorgung von Kindern und Jugendlichen, die lebensbedrohlich erkrankt sind, in Deutschland noch unzureichend. Zum Glück gibt es nur wenige sterbenskranke kleine Patientinnen und Patienten, doch selbst für sie reichen die ärztlichen und pflegerischen Angebote nicht aus. Weniger Kinderärztinnen und -ärzte als „Erwachsenen-Mediziner" haben eine Palliativausbildung gemacht. Bis 2014 entstanden in Deutschland nur etwa fünfzehn Kinder-Palliativ Teams. Die Krankenkassen, die die Versorgung eigentlich ausbauen müssen, kommen dieser Pflicht nicht nach. Ein Grund dafür könnte die Tatsache sein, dass die Versorgung von sterbenden Kindern in den eigenen vier Wänden zwei bis drei Mal teurer ist als die von Erwachsenen. In vielen Regionen wurden Ersatzstrukturen geschaffen, durch die es möglich ist, ein sterbenskrankes Kind zuhause zu betreuen. Gelegentlich übernehmen dann „Erwachsenen-Palliativärzte" die Versorgung von Kindern und Jugendlichen. Kinderärzte sehen diese Versorgung jedoch meist als unzureichend an.

Im Bereich Schmerztherapie sind Kinder in Deutschland unterversorgt. Diesen Missstand darf man nicht schönreden. Meine Erfahrung ist aber, dass die meisten Betroffenen Kräfte freisetzen, wenn man ihnen den Rücken stärkt. Es ist wichtig, dass im Notfall jemand erreichbar ist. Das ist das, was wir den Eltern geben können. Sehr wichtig ist ein Kinderkrankenpflegedienst. Wenn ein schwerkrankes Kind Palliative Care braucht, dann tut dieser Pflegedienst sehr viel. Wir Ärzte kommen nur ‚on top' dazu. Das ist also ein gestaffeltes System.
KINDERPALLIATIVARZT DR. BENJAMIN GRONWALD,
SPRECHER DER ARBEITSGRUPPE „KINDER UND JUGENDLICHE"
DER DEUTSCHEN GESELLSCHAFT FÜR PALLIATIVMEDIZIN

Joel Roth wurde 2009 als Frühchen geboren. Von Anfang an hatte er Probleme beim Schlucken und als er drei Monate alt war, ist er an seiner Flasche ertrunken, erzählt sein Vater Sascha Roth. Es war vier Uhr nachts. Ein unachtsamer Moment beim Fläschchengeben? Ein unkontrollierter Schluckreflex? Sascha Roth erinnert sich nicht mehr genau, wie es passieren konnte. Als er bemerkte, dass Joel nicht mehr atmete, rief er sofort den Notarzt, der Joel zwar ins Leben zurückholte, doch das Gehirn des Säuglings war geschädigt. Einen Monat lang lag Joel im Sterben, die Ärzte bereiteten die Eltern auf den Tod vor, doch Joel lebte weiter. Für vierzehn Monate zog die Familie mit ihrer Tochter Emily in die Nähe der Rehaklinik, in der sich Joel erholen sollte. Familie Roth hat sich in dieser Zeit entschlossen, die Versorgung zuhause zu versuchen.

„Wir wussten erst gar nicht, dass es einen gesetzlichen Anspruch auf eine Versorgung mit Erreichbarkeit rund um die Uhr zuhause gibt. Man erfährt zwar von vielen Eltern, wie sie damit umgehen, aber nicht, was uns als Familie zusteht. Wir wurden vom Kinderarzt aufgeklärt. Im Krankenhaus waren sie froh, dass wir uns selber informiert haben. Trotzdem fühlten wir uns als Bittsteller der Krankenkassen, oft brauchten wir schnelle Entscheidungen, die Sachbearbeiter lehnten Anträge aber meistens erst einmal ab, dann mussten wir Widerspruch einlegen. Das kostete viel Kraft. Derzeit streiten wir mit der Krankenkasse über die Bezahlung eines Medikaments, das Joel bei seinen Krämpfen hilft."

Sascha Roth, Joels Vater

Erste Schritte zu einer Versorgung zuhause

Kinder brauchen eine altersgerechte, dem seelischen Entwicklungsstand entsprechende medizinische und pflegerische Betreuung. Ambulante Kinderhospizdienste beraten und unterstützen Eltern beim Einholen aller verfügbaren Informationen über die Krankheit und Therapieformen.

Wir hatten anfangs sehr viele Fragen. Wie es finanziell weitergeht, wie es in der Familie weitergeht, wie man so eine Situation überstehen kann, wie man die Nerven behält. Wir haben all diese Fragen einfach jedem gestellt, der an Joels Versorgung beteiligt war.
Sascha Roth, Joels Vater

Die Rolle des Kinderarztes

Beziehen Sie den Kinderarzt in alle Prozesse mit ein. Beschreiben Sie ihm die Situation zuhause, auch die emotionale. Er muss weitere Hilfe, die Sie jetzt brauchen, verordnen: das Pädiatrische Palliative Care Team, einen ambulanten Pflegedienst, medizinische oder pflegerische Hilfsmittel.

WICHTIG: Die Ärztin oder der Arzt der Klinik wird bei einem Krankenhausaufenthalt eine Medikamentendosis festlegen, die Ihr Kind erhalten soll. Fragen Sie die Ärzte auch nach einem Notfallplan. Wenn Sie wieder zuhause sind, besprechen Sie diesen Notfallplan sofort mit Ihrem Kinderarzt, sodass alle auf demselben Stand sind.

Informierte und aufgeklärte Eltern können ihr Kind besser unterstützen. Informieren Sie sich über Behandlungsmöglichkeiten, Unterstützungsangebote und bitten Sie die Kinderärztin bzw. den Kinderarzt um Rat, wie Sie sich in konkreten Situationen verhalten sollen.

Besprechen Sie, welche körperlichen Nebenwirkungen bei der Behandlung zu erwarten sind, bei welchen Symptomen ein Klinikaufenthalt erforderlich ist und welche emotionalen Auswirkungen Sie zu erwarten haben. Fragen Sie, was dem Kind Angst machen und seelische Schmerzen bereiten könnte.

Am besten notieren Sie alle Fragen, die Ihnen einfallen, und nehmen die Liste mit zur nächsten Besprechung. Ältere Kinder und Jugendliche sollten in die Gespräche über Diagnose und Behandlungsmöglichkeiten auf jeden Fall einbezogen werden.

Was brauchen Kinder und Jugendliche in ihrer letzten Lebenszeit?

Die Wünsche kranker Kinder sind verschieden: Manche wünschen sich, bis zuletzt die Schule zu besuchen, andere wollen jetzt Ferien haben. Viele Kinder möchten, dass die Eltern nicht mehr arbeiten gehen, sondern immer Zeit für sie haben. Jugendliche wünschen sich oft, einer berühmten Persönlichkeit zu begegnen, beispielsweise einem Popstar, oder wollen noch einmal an einen bestimmten Ort reisen. Oft sind es auch nur Kleinigkeiten, die jetzt wichtig sind.

Wie Kinder Sterben und Tod verstehen

Im Alter zwischen drei und fünf Jahren entwickeln Kinder eine Vorstellung vom Tod, seine Endgültigkeit begreifen sie allerdings noch nicht. Sie glauben, dass Verstorbene nach einer gewissen Zeit wiederkommen. Sie leben im gegenwärtigen Moment und ihr Interesse gilt ihrer direkten Umgebung. Stimmungen der Eltern nehmen sie unmittelbar wahr. Sind die Eltern angespannt, führt das bei Kindern oft zu unbewussten Reaktionen wie Schlafstörungen, Appetitlosigkeit oder Aggressivität. Die meisten Kinder bis zwei Jahre können ihre Situation nicht verstehen. Hier ist es vor allem wichtig, dass die Eltern ausreichend informiert sind.

Ein Kind *zwischen drei und fünf Jahren* hat zwar noch Schwierigkeiten, sich in andere hineinzuversetzen, beginnt aber langsam zu verstehen, was „tot" sein könnte. Enthalten Sie Ihrem Kind nicht aus falsch verstandener Rücksichtnahme die Wahrheit vor. Es besteht sonst die Gefahr, dass es sich für die Krankheit schuldig fühlt. Auch Geschwisterkinder und Kinder, deren Mutter oder Vater erkrankt ist, reagieren in diesem Alter oft mit Schuldgefühlen. Versichern Sie dem Kind oder Geschwisterkindern glaubhaft, dass sie keine Schuld an der Krankheit trifft und dass alles dafür getan wurde, um den Kranken zu retten.

Erst *Sechs- bis Neunjährige* verstehen, dass Verstorbene nie mehr zurückkehren. Ab zehn Jahren begreifen die meisten Mädchen und Jungen, dass der Tod etwas Endgültiges ist. Manche Kinder sind neugierig und interessieren sich für das, was im menschlichen Körper vorgeht. So könnte ein Gespräch über den Tod mit der Schilderung der Krankheitssymptome beginnen. Achten Sie darauf, dass das Kind nicht versucht, sich selbst Informationen über die Krankheit zu beschaffen und dabei Angstfantasien entwickelt. Versuchen Sie Ihre Erklärungen dem Wissensstand des Kindes anzupassen. Stellen Sie zwischendurch Fragen und unterbrechen Sie das Gespräch, wenn das Kind unaufmerksam wird oder sich abwendet.

Je älter ein Kind, desto mehr sollten Sie es bei Entscheidungen einbeziehen. Das kann ein Gefühl der Selbstbestimmtheit vermitteln und Ängste lösen. Diese auszuhalten und mit dem Kind zu tragen ist für die Familie oft eine schwierige Aufgabe. Doch sollten Sie immer bei der Wahrheit bleiben und Ihrem Kind keine falschen Versprechungen machen.

Jugendliche über zwölf Jahre sind gewöhnlich in der Lage, ihre Lebenssituation zu reflektieren. Beziehen Sie Jugendliche in den Behandlungsplan ein und überlassen Sie ihnen so viele

Entscheidungen wie möglich. Es ist normal, dass schwer erkrankte Jugendliche sich isoliert fühlen, da sie nur bedingt den Lebensstil Gleichaltriger leben können und ihre altersspezifischen Bedürfnisse sich nicht erfüllen lassen. Auch die Ablösung von den Eltern, die gewöhnlich in dieser Zeit stattfindet, ist blockiert. Das führt nicht selten zu Konflikten. Versuchen Sie, dafür Verständnis aufzubringen.[16]

Mit Kindern Gespräche über Krankheit und Tod führen

Wenn ein Kind vom Tod bedroht ist, möchte es meist darüber sprechen. Oft sind es die Eltern, die das Thema nicht ertragen können. Sucht Ihr Kind oder ein Geschwisterkind das Gespräch über den Tod, sollten Sie dem nicht ausweichen, selbst wenn es Ihnen noch so schwerfällt. Schildern Sie Ihrem Kind die Krankheit und betonen Sie, dass die Ärzte und Pfleger alles tun werden, um ihm zu helfen. Nennen Sie Krankheiten beim Namen, geben Sie Ihrem Kind die Möglichkeit nachzufragen und vergewissern Sie sich, was Ihr Kind verstanden hat. Wichtig ist, das Kind wissen zu lassen, dass es nie alleine sein wird. Viele Kinder sind sehr sensibel und nehmen Stimmungen deutlich wahr. Sie haben ein bemerkenswertes Gespür dafür, wie sie Erwachsene emotional entlasten können. Oft sind sie sich ihrer tödlichen Krankheit mehr bewusst, als Erwachsene ihnen zutrauen. Versuche, ein Kind vor der Wahrheit zu schützen, enden häufig mit einem Vertrauensbruch, der viel schlimmer ist als ein klares Gespräch über die Situation. Wenn Sie auf etwas keine Antwort wissen, verschweigen Sie das nicht. Wenn Sie sich nicht in der Lage fühlen, mit Ihrem Kind über den Tod zu sprechen, bitten Sie jemanden, das für Sie zu tun. Das kann eine Ärztin, ein Arzt, die Pflegekraft sein, ein naher Verwandter oder eine Mitarbeiterin eines Kinderhospizdienstes. Sie sollten trotzdem beim Gespräch anwesend und vorbereitet sein. Sprechen Sie sich über den Inhalt des Gespräches ab; nicht alles muss gesagt, gefragt und beantwortet werden.

---

16 vgl. Hoffmann, Freudenberg, Michaux: Doch nicht unser Kind.

Schaffen Sie bewusst eine Gesprächssituation, indem Sie das Gespräch ankündigen. Es sollte nicht zwischen Tür und Angel stattfinden. Zu Beginn eines Gesprächs können Sie versuchen herauszufinden, was das Kind schon weiß. Berühren Sie ihr Kind bei dem Gespräch, vielleicht wollen Sie es währenddessen im Arm halten. Drängen Sie jedoch ein Kind niemals zu einem Gespräch über das Sterben.
Es gibt spezielle Bilderbücher zum Thema Tod und Sterben, die ein Gespräch erleichtern können (Anregungen im Literaturverzeichnis). Hilfreich für das Gespräch kann auch sein, wenn Sie währenddessen zusammen etwas malen.
Lassen Sie sich erzählen, was Ihr Kind träumt. Häufig wird dabei deutlich, welche Ängste und Fragen das Kind umtreiben.

Ich habe immer dieselben Träume. Ich habe geträumt, die Mama ist in meinem Zimmer und weint und dann kommt jemand und sagt, es ist soweit. Die gehen dann alle auf den Friedhof und dann sehe ich den Grabstein mit meinem Namen und dem Datum, wann ich geboren wurde und wann ich gestorben bin.
Anna Maria Salter, 11 Jahre

Praktische Tipps für Körper und Seele

Wenn die Gedanken sich beständig im Kreis drehen, sind alle Arten von Ablenkung gefragt: Geschichten und Spiele können ablenken, Musikhören, gemeinsam eine DVD anschauen oder zusammen basteln. Schauen Sie Fotos an. Planen Sie eine erfundene Reise. Lesen Sie Ihrem Kind vor. Besonders gut geeignet sind spezielle Bücher mit Entspannungsgeschichten.
Malen unterstützt Kinder dabei, Empfindungen auszudrücken. Musik kann helfen, düstere Stimmung zu vertreiben, genauso wie gemeinsames Singen. Auch CDs mit Naturgeräuschen oder Vogelstimmen sowie Hörspiele beruhigen und lenken ab.

Üben Sie mit Ihren Kindern den „Gedankenstopp", wenn das Kreisen der Gedanken nicht nachlässt: In die Hände klatschen und gleichzeitig laut „stopp" sagen kann helfen, Grübeleien zu unterbrechen. Auch progressive Muskelrelaxation trägt zur Entspannung bei (siehe Seite 123). Wenn das Kind alt genug ist, ermutigen Sie es zum Tagebuchschreiben. Das Niederschreiben hilft, bedrückende Ereignisse zu verarbeiten.
Generell gilt: Seien Sie einfach da – das hat bereits schmerzlindernde Wirkung. Halten Sie die Hand Ihres Kindes, auch wenn es schläft. Schaffen Sie so viel Normalität im Leben Ihres Kindes wie möglich. So ist beispielsweise der Kontakt mit Gleichaltrigen wichtig. Kinder müssen die Möglichkeit haben, zu spielen und anderen kindgerechten Aktivitäten nachzugehen. Auch die üblichen Familienrituale sollten nicht verändert oder unterbrochen werden.

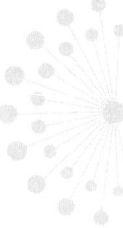

Was uns auch geholfen hat, war, dass wir ab und zu gesagt haben: So, jetzt versuchen wir mal, ganz normale Dinge zu machen, bei denen wir uns erholen können. Jetzt gehen wir ins Kino.
Sascha Roth, Joels Vater

Fühlen Sie sich selbst überfordert, kann Ihnen eine Beratung oder Selbsthilfegruppe guttun. (Adressen und Links finden Sie im Anhang.)

Was hilft Geschwisterkindern?

Nicht nur für ein krankes Kind ist Normalität wichtig, sondern auch für die Geschwister. Elisabeth Kübler-Ross schreibt: „Gesunde Kinder sollten sich nicht schuldig fühlen, wenn sie weiterhin lachen und kichern und Freunde mit nach Hause bringen oder fernsehen, wenn sie zu einer Tanzveranstaltung oder einem Fußballspiel gehen, ebenso wie man keine Mutter von einem Besuch beim Friseur oder Eltern vom gelegentlichen Kegelspiel oder etwas anderem, was sie früher gerne taten, abhalten soll."[17]

Viele Geschwisterkinder zeigen eine erhöhte Ängstlichkeit und leiden an Schuldgefühlen. Manche reagieren aber auch mit einem Entwicklungsschritt, indem sie eine Wertschätzung für das eigene Leben erlangen und ein gesundes Selbstbewusstsein und Empathie für andere entwickeln. Geschwisterkinder sollten kein „Schattendasein" führen, sondern immer in die Versorgung mit eingebunden werden. Für sie gibt es spezielle „Geschwistergruppen". (Siehe Adressen im Anhang.)

Machen Sie mit den Geschwisterkindern ein „Zauberwort" aus, mit dem Sie kleine Auseinandersetzungen verschieben können, wenn das kranke Kind gerade im Mittelpunkt steht. Sobald dieses Zauberwort ausgesprochen wird, vertagen Sie Konflikte wenn möglich auf später. Es ist wichtig, dass Sie sich anschließend in einer ruhigeren Phase genug Zeit nehmen, um den aufgeschobenen Konflikt zu besprechen.

Joel hat viel Aufmerksamkeit von uns, von den Ärzten und dem Pflegedienst. Deshalb ist es für seine ältere Schwester sehr wichtig, dass auch mal jemand wegen ihr kommt. Wir haben bei einem Hospizdienst Ehrenamtliche gefunden, die Emily besuchen und sich nur mit ihr beschäftigen. Das ist toll für sie. Wir haben immer versucht, nie den Blick auf Emily zu verlieren.
Ramona Roth, Joels Mutter

Je mehr Geschwisterkinder in Entscheidungsprozesse einbezogen werden, desto angstfreier gehen sie mit dem Unausweichlichen um. Eltern, die einen nahenden Tod vor Kindern verschwiegen haben, bereuen das meist im Nachhinein. Zum einen ahnen Kinder oft sowieso viel mehr, als Erwachsene vermuten, zum anderen wird Eltern oft klar, dass sie durch ihr Verschweigen den Geschwistern eine Zeit des Abschiednehmens vorenthalten haben.[18]

---

17 Elisabeth Kübler-Ross: Kinder und Tod.
18 vgl. Hoffmann, Freudenberg, Michaux: Doch nicht unser Kind.

> **WICHTIG:** Viele Familien haben es als hilfreich empfunden, regelmäßig eine Art Familienrat einzuberufen, in dem über Wut, Ohnmachtsgefühle und Angst gesprochen wird. Sie könnten das erste Treffen mit einer Fragerunde beginnen: Was bedeutet für mich ein gutes Leben? Jedes Familienmitglied sollte antworten. Sie werden sehen, dass es ganz unterschiedliche Vorstellungen gibt. Eine Antwort ist bei vielen gleich: ohne Schmerzen, Angst und Schlafstörungen sein.

Was hilft den Eltern?

Den Eltern eines sterbenskranken Kindes bleibt kaum Zeit, für sich selbst zu sorgen. Mütter übernehmen in der Regel den größten Teil der Versorgung.

> Wir teilen die Sorge um unsere Kinder oft auf, sodass sich jeder um ein Kind kümmert. Es ist extrem belastend, dass fast immer jemand bei uns im Haus ist, der nicht zur Familie gehört, zum Beispiel vom Pflegedienst. Wir müssen uns oft zusammenreißen und das erzeugt natürlich Spannungen. Wenn wir uns uneinig sind, gehen wir uns deshalb aus dem Weg, um nicht zu streiten. Ich setze mich dann meistens ins Auto und fahre irgendwohin.
> *Sascha Roth, Joels Vater*

Ausgeglichene Eltern, die sich Zeit nehmen, auch für sich selbst zu sorgen, sind womöglich hilfreichere Unterstützer. Lassen Sie es sich deshalb auch einmal gut gehen, obwohl Ihr Kind krank ist. Vereinbaren Sie eine regelmäßige Zeit für sich und tun Sie dann das, was Ihnen immer gutgetan hat: Für die eine kann das ein Gespräch mit einer vertrauten Freundin sein, für den anderen ein ausgedehnter Spaziergang. Wichtig ist, dass Sie diese Zeiten für sich auch einhalten. Lassen Sie Ihren Gefühlen freien Lauf und scheuen Sie sich nicht zu klagen und zu schimpfen. Es hilft niemandem, Gefühle herunterzuspielen. Suchen Sie Möglichkeiten, über Ihre Belastungen, Ihre Ohnmacht und Hilflosigkeit zu sprechen. Manche Eltern empfinden es entlastend, Gefühle mit anderen zu teilen. Haben Sie jemanden, bei dem Sie sich einmal alles von der Seele reden können? Machen Sie sich mit Entspannungstechniken vertraut oder suchen sich eine Selbsthilfegruppe. Auch Krankenkassen bieten Entspannungskurse an, die Ihnen zwischendurchKraft geben können.

Die Sterbephase bei Kindern und Jugendlichen

Jeder Sterbeprozess verläuft individuell. Generell dauert der Sterbeprozess bei Kindern und Jugendlichen länger als bei Erwachsenen. Abgesehen von der Grunderkrankung sind ihre Organe noch jung und widerstandsfähig. Deshalb ist eine Abschätzung der Lebenserwartung eines Kindes häufig unmöglich.

Es ist sehr wichtig, dass Eltern vom Arzt einfordern, mit ihnen über die Sterbephase zu sprechen, und dieses Thema nicht ausklammern. Denn wenn die Familie nicht erkennt, dass die Sterbephase begonnen hat, und sich keine Trauer einstellt, ist die notwendige Zeit für den Abschied oft zu kurz.
Kinderpalliativarzt Dr. Benjamin Gronwald

Wichtig ist, dass Sie alle zu erwartenden Symptome und Maßnahmen kennen. Haben Sie alle Medikamente, den Notfallplan und alle wichtigen Telefonnummern griffbereit? Schreiben Sie am besten vorher auf, was Sie sich in dieser Situation wünschen und was nicht mehr für das Kind unternommen werden soll, wenn es stirbt. So haben die Helfer im Notfall eine schriftliche Handlungsanweisung, wenn die Eltern in einem emotionalen Ausnahmezustand sind.

> Wir hatten Vorbehalte, das Thema Sterben anzusprechen. Die Ärzte vom Palliative Care Team haben das Gespräch mit uns gesucht und mit uns über den Ernstfall gesprochen. Wir wurden gefragt, ob wir Reanimation oder im Notfall einen Luftröhrenschnitt wünschen und ob wir Joel gehen lassen können oder nicht. Das Team hat uns die Mund-zu-Mund-Beatmung gezeigt und wir wissen jetzt auch, wie wir im Ernstfall reagieren können: Wir würden bei Joel mit dem Apparat Schleim absaugen, Sauerstoff geben und dann das Palliative Care Team anrufen. So haben wir das vereinbart. Das gibt uns enorme Sicherheit. Es ist gut zu wissen, was zu tun ist und dass es Leute gibt, die hinter uns stehen.
> *Ramona Roth, Joels Mutter*

Jedes zweite schwerstkranke Kind leidet am Lebensende unter Schmerzen, Appetitmangel, Müdigkeit, Erbrechen, Atemnot und Verstopfung. Drei Viertel bis 90% aller Kinder erhalten an ihrem Lebensende Opioide.

WICHTIG: Es kann vorkommen, dass ein Kind nach einer Medikamentengabe von den Eltern stirbt! Diese Situation ist für die Eltern oft extrem belastend, weil viele davon ausgehen, dass der Tod etwas mit ihrem Handeln zu tun hat und sie deshalb für den Tod ihres Kindes verantwortlich sind. Sprechen Sie mit Ihrem Arzt über diese Möglichkeit.

Mit Kindern den Abschied gestalten

Für Kinder kann es hilfreich sein, wenn sie einem Verstorbenen etwas „mitgeben" können, das gilt für Geschwisterkinder, die eine Schwester oder einen Bruder verloren haben genauso wie für Kinder, bie denen ein erwachsener Angehöriger gestorben ist. Es kann beispielsweise ein selbst geschriebener Brief, ein Kuscheltier oder ein kleines Geschenk mitgegeben werden. Auch Rituale helfen Kindern, den Abschied zu gestalten. Zu Abschiedsritualen gehören häufig Lieder, ein Gebet oder eine Geschichte.
Ist das Kind gestorben, können Sie sich so viel Zeit nehmen, wie Sie brauchen, um sich zu verabschieden. Es ist nicht nötig, sofort das Bestattungsunternehmen anzurufen. Fassen Sie Ihr Kind an, streicheln sie es. Pflegekräfte sind es gewohnt, beim Waschen und Ankleiden des Kindes zu helfen. Legen sie das Lieblingsstofftier in die Arme Ihres Kindes. Geschwisterkinder sollten unbedingt dabei sein, denn sonst entwickeln sie womöglich später belastende Fantasien.

Joel Roth ist im Januar 2013 gestorben. Um vier Uhr nachts hatte er starke Krämpfe. Sascha und Ramona Roth haben wie vereinbart sofort das Palliative Care Team benachrichtigt. Eine Pflegekraft war gleich zur Stelle, die Palliativärztin kam wenig später dazu. Sie unterstützte die Eltern dabei, Joel gehen zu lassen. In dieser Nacht haben sich die Eltern gegen ein Beatmungsgerät entschieden. Joel ist in den Armen seiner Mutter gestorben. Die fünfjährige Schwester Emily, Joels Schwester, hat erst nach und nach verstanden, dass Joel jetzt „im Himmel" ist. Ihre Eltern merken ihr oft an, dass sie ihren kleinen Bruder vermisst.

Ein erster kleiner Schritt der Trauer kann darin bestehen, dass Sie mit (Geschwister-)Kindern ein Ritual erfinden, um mit dem Gestorbenen Kontakt aufzunehmen. Sie können beispielsweise eine Kerze anzünden oder eine bestimmte Blume in eine Vase stellen. Kinder empfinden ebenso wie Erwachsene die Vorstellung hilfreich, dass es auch nach dem Tod noch eine Verbindung geben könnte.

Patientenverfügung, Vorsorgevollmacht und Betreuungsverfügung

Soll mich der Rettungsdienst bei einem Herzstillstand reanimieren? Will ich im Fall eines Wachkomas künstlich ernährt werden oder nicht? Möchte ich die maximale Dosis an Schmerzmitteln erhalten? Fragen wie diese können Sie für den Fall, dass Sie nicht mehr ansprechbar sind, vorab in einer Patientenverfügung beantworten und Behandlungsgrenzen festlegen. Seit 2009 soll ein Gesetz das Selbstbestimmungsrecht von Kranken schützen und dafür sorgen, dass Ärzte dem Willen des Patienten folgen, auch wenn er sich nicht mehr selbst äußern kann. 12% aller Deutschen haben sich entschieden, ihren letzten Willen in einer Patientenverfügung festzuschreiben. Nur 8% haben eine Vorsorgevollmacht.

Patientenverfügung

Die Patientenverfügung richtet sich im Fall, dass Sie sich nicht mehr äußern können, direkt an die behandelnden Ärztinnen und Ärzte. Auch wenn sie prinzipiell der Aufgabe verpflichtet sind, Leben zu retten, müssen sie sich an die Bestimmungen der Verfügung halten. Ansonsten können sie sich wegen Körperverletzung strafbar machen. Die Patientenverfügung befreit sie in der Regel auch von ihrer ärztlichen Schweigepflicht gegenüber bevollmächtigten Personen.
Patientenverfügungen werden oft in gesunden Tagen vorsorglich und vorausschauend erstellt. Diese Verfügungen bilden einen eher allgemein gefassten Patientenwillen ab. Wenn später tatsächlich eine schwere, lebensbedrohliche Erkrankung mit

der Gefahr eines Persönlichkeitsverlustes eintritt, sollte der Kranke seine Patientenverfügung anpassen und präzisieren. Am besten holen Sie dazu ärztlichen Rat ein und erfragen, welche Symptome im Krankheitsverlauf auftreten können. Schreiben Sie in der Patientenverfügung in ein paar Sätzen Ihre Krankheitsgeschichte und deren Verlauf auf. Halten Sie fest, was Ihnen jetzt gerade wichtig ist. Formulieren Sie Ihre Wertvorstellungen, sodass Bevollmächtigte, Ärztinnen und Ärzte im Zweifelsfall Ihren mutmaßlichen Willen besser nachvollziehen oder herausfinden können.
Falls Sie unsicher sind, wie Sie Ihre Patientenverfügung formulieren sollen, bitten Sie jemanden um Hilfe. Im Internet bietet das Bundesjustizministerium online Textbausteine für eine Patientenverfügung. (Link im Anhang.)

> **TIPP:** Lassen Sie sich beim Ausfüllen der Verfügung von Ihrer Ärztin bzw. Ihrem Arzt des Vertrauens beraten und gleichzeitig bescheinigen, dass Sie dabei über Ihre volle geistige Kraft verfügen.

Vorsorgevollmacht

Ebenso wichtig wie eine Patientenverfügung ist die Vorsorgevollmacht. Die beiden Dokumente sollten Sie immer zusammen erstellen.
Eine bevollmächtigte Person kann Ihre fortdauernde Selbstbestimmung in den Zeiten ermöglichen, in denen Sie infolge eines Gebrechens, des Alters oder einer schweren Erkrankung Ihren Willen nicht mehr selbst äußern können.
Während sich die Patientenverfügung auf die medizinische und pflegerische Behandlung bezieht, bestimmt die Vorsorgevollmacht eine Person, die Ihre Patientenverfügung bei Ärzten und – wenn notwendig – vor Gericht durchsetzt. Das kann ein

Familienmitglied sein oder ein Ihnen nahestehender Mensch. Sie können auch bestimmen, dass die bevollmächtigte Person vermögensrechtliche oder vertragsrechtliche Fragen regeln darf, beispielsweise einen Vertrag mit einem Pflegedienst abschließen, Konten verwalten oder überflüssige Versicherungen kündigen. Mit der Bestimmung einer oder eines Bevollmächtigten kann eine spätere durch ein Gericht angeordnete rechtliche Betreuung verhindert werden.

Selbstverständlich sollten Sie die gewünschte Person um ihr Einverständnis bitten, bevor sie deren Namen in die Vollmacht setzen. Am besten füllen Sie sie gemeinsam aus. Beide müssen unterschreiben. Theoretisch können Sie auch mehrere Personen bevollmächtigen. Dabei kann jedoch das Problem entstehen, dass unterschiedliche Meinungen die Entscheidungsprozesse behindern oder zu unlösbaren Pattsituationen führen. Natürlich können Sie eine Ersatzperson bestimmen (etwa Tochter oder Sohn), falls die von Ihnen bevollmächtigte Person (zum Beispiel Ihre Partnerin oder Ihr Partner) aus gesundheitlichen oder anderen Gründen ausfällt.

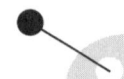

WICHTIG: Ehepartner oder Kinder sind nicht automatisch Ihre Vertreter. Familienmitglieder müssen bevollmächtigt werden, damit sie rechtsverbindliche Entscheidungen treffen können. Hierfür genügt in der Regel ein handgeschriebenes Schriftstück.

Patientenverfügung und Vorsorgevollmacht bewahren Sie am besten an einem Ort auf, an dem die Dokumente bei Bedarf schnell gefunden werden. Zusätzlich können Sie einen Hinweis auf die Dokumente beim zentralen Vorsorgeregister der Bundesnotarkammer[19] eintragen lassen. Die Gebühr hierfür

---

19 Bundesnotarkammer, Zentrales Vorsorgeregister, Postfach 080151, 10001 Berlin, www.vorsorgeregister.de.

beträgt rund 15 Euro. Ein gewisses Restrisiko, dass bei der Behandlung Ihr Wille nicht berücksichtigt wird, bleibt bestehen, denn bei einem Unfall hat der Notarzt des Rettungsdienstes in der Regel keine Kenntnis von der Patientenverfügung.

Wir stehen oft vor einem Dilemma, denn es läuft ein Automatismus ab: Bei einem Notfall ist die oberste Maxime, den Tod des Patienten zu verhindern. Nur wenn wir den sofortigen Tod verhindern, bleibt uns ja überhaupt Zeit herauszufinden, ob der Patient eine Lebensrettung eigentlich wollte oder nicht. Doch wenn wir ihn dazu erst einmal intubieren müssen, also mit einem Schlauch künstlich beatmen, dann ist das Kind schon in den Brunnen gefallen. Dann haben wir einen Patienten an das Beatmungsgerät angeschlossen, der das vielleicht gar nicht wollte.
Intensivarzt Dr. Peter Liesegang

Betreuungsverfügung

Wenn Menschen, die keine Vorsorgevollmacht erstellt haben, nicht mehr ansprechbar sind, wird ihnen vom Gericht eine gesetzliche Betreuungsperson zugewiesen, die ihre Angelegenheiten regelt und sie rechtsverbindlich vertritt. Dies gilt auch für Menschen ohne Angehörige; sie benötigen eine gesetzliche Betreuungsperson.
In einer Betreuungsverfügung können Sie festlegen, wer die Betreuung übernehmen soll, wen Sie keinesfalls als Betreuungsperson möchten oder dass mit der Vollmacht und der Be-

treuung dieselbe Person betraut wird. Das Vormundschaftsgericht ist verpflichtet, die Betreuungsverfügung zu beachten. Sie kann wie die Vorsorgevollmacht bei der Bundesnotarkammer registriert werden. In der Betreuungsverfügung können Sie neben den Angaben zur Betreuungsperson weitere Wünsche, Bedürfnisse und Gewohnheiten formulieren.

> **WICHTIG:** Auch wenn Sie die Vorsorgevollmacht einer bestimmten Person übertragen haben, kann es vorkommen, dass eine gesetzliche Betreuung notwendig wird, etwa wenn Ihre Vorsorgevollmacht Lücken aufweist. Vorsorglich sollte daher die Vorsorgevollmacht immer mit einer Betreuungsverfügung ergänzt werden. Damit können Sie alleine bestimmen, wer im Notfall als Betreuer eingesetzt werden soll. Hierzu genügt ein kurzer Absatz. Fügen Sie am Ende der Vollmacht folgenden Satz ein: „Falls trotz dieser Vollmacht eine rechtliche Betreuung erforderlich werden sollte, bitte ich darum, die von mir bevollmächtigte Person als Betreuer zu bestellen." Es ist hierbei auch möglich, bestimmte Personen von der Betreuung auszuschließen.

Kurzfristige Vollmacht

Manchmal erledigen ein Mitarbeiter eines Hospizdienstes, eine Freundin oder ein Nachbar alltägliche Dinge für Sie. Sie können ihnen eine kurzfristige Vollmacht für einzelne Aufgaben erteilen, die beispielsweise nötig ist, um bei einem Amt ein Dokument oder ein Paket bei der Post abzuholen. Wichtig sind Datum und Ihre eigenhändige Unterschrift.

DIE PATIENTENVERFÜGUNG

enthält Wünsche des Patienten / muss die Ärztin bzw. der Arzt lesen.

DIE VORSORGEVOLLMACHT

bestimmt eine Person, die die Patientenverfügung durchsetzt und die Angelegenheiten des Patienten regelt.

DIE BETREUUNGSVERFÜGUNG

bestimmt, wer im Falle einer notwendigen Betreuung eingesetzt wird.

EINE KURZFRISTIGE VOLLMACHT

Wird der Hospizdienstmitarbeiterin, dem Nachbarn oder Angehörigen erteilt, um einzelne Aufgaben für Sie zu erledigen.

Fragen an ...
Thilo Wagner
Rechtsanwalt

Ist mein Ehepartner oder mein Kind automatisch der Vertreter in allen Angelegenheiten, wenn ich mich nicht mehr darum kümmern kann?

Nein, eine gesetzliche Vertretungsbefugnis gibt es nicht. Zwar vertreten die Eltern im Rahmen der elterlichen Sorge gemeinschaftlich das minderjährige Kind. Das Kind ist jedoch umgekehrt nicht berechtigt, später eigene Entscheidungen für die Eltern zu treffen. Ehegatten können sich nur im Rahmen der sogenannten Schlüsselgewalt, also bei alltäglichen Angelegenheiten, vertreten, das heißt, ein Ehepartner könnte zum Beispiel alleine entscheiden, ob die kaputte Waschmaschine repariert werden soll. In persönlichen oder medizinischen Dingen besteht aber kein Vertretungsrecht.

Im Organtransplantationsrecht besteht jedoch eine Besonderheit. Wenn für den Fall einer möglichen Organentnahme weder eine schriftliche Einwilligung des Spenders noch ein Widerspruch vorliegt, können die nächsten Angehörigen, also zunächst die Ehegatten oder eingetragene Lebenspartner und danach die Kinder der Organ- oder Gewebeentnahme zustimmen.

Was passiert, wenn ich keinen Bevollmächtigten bestimmt habe?

Für den Fall, dass eine volljährige Person persönliche Angelegenheiten nicht mehr selbst erledigen kann, muss durch das örtliche Betreuungsgericht ein rechtlicher Betreuer bestimmt werden. Dies wird in der Regel der Partner oder ein nahes Familienmitglied sein. Es besteht aber auch die Möglichkeit, dass eine fremde Person wie zum Beispiel ein Berufsbetreuer bestimmt wird.

Was ist wichtiger: Vorsorgevollmacht oder Betreuungsverfügung?

Beides ist sehr wichtig. Die Vorsorgevollmacht ermöglicht ein sehr hohes Maß an Selbstbestimmung, weil hier persönliche Betreuungswünsche verbindlich festgelegt werden und im Notfall eine selbst bestimmte Vertrauensperson die gewünschte medizinische Behandlung durchsetzen kann. Mit der Betreuungsverfügung wird geregelt, wer für den Fall einer dennoch notwendigen Betreuung bestellt werden soll oder auch nicht. Deshalb sollten immer beide Verfügungen kombiniert werden.

Warum soll ich bei der Patientenverfügung kein vorgefertigtes Formular zum Ankreuzen verwenden?
Der Arzt oder der Betreuer kann sich bei einer Entscheidung über Leben und Tod viel besser auf eine sorgsam formulierte individuelle Erklärung verlassen. Vor allem bei einfach angekreuzten Vorlagen ohne jeden individuellen Bezug besteht die Gefahr, dass die Verbindlichkeit der Erklärung angezweifelt wird.

Kann ich meine Patientenverfügung widerrufen?
Die Patientenverfügung ist unbegrenzt gültig. Je älter die Verfügung allerdings wird, desto eher können Zweifel daran entstehen, ob der in der Verfügung festgeschriebene Wille immer noch Ihren aktuellen Wünschen entspricht. Deswegen sollte die Patientenverfügung regelmäßig, mindestens alle zwei Jahre, neu unterschrieben werden.
Der vollständige oder auch nur teilweise Widerruf einer Patientenverfügung ist jederzeit durch den Verfügenden möglich. Zur Rechtssicherheit sollte der Widerruf schriftlich erfolgen. Dabei sollte der Widerruf eigenhändig mit Orts- und Datumsangabe unterschrieben werden.

Muss sich der Arzt an meine Patientenverfügung halten?
Der in der Patientenverfügung festgelegte Wille ist verbindlich. Eine bewusste Widersetzung gegen den festgeschriebenen Patientenwillen kann für den behandelnden Arzt erhebliche strafrechtliche und zivilrechtliche Konsequenzen nach sich ziehen.
Im Einzelfall liegt das Problem aber oft darin, dass der vorab eher pauschal formulierte Behandlungs- oder Nichtbehandlungswunsch des

Patienten den späteren tatsächlich eintretenden medizinischen Notfall nie mit 100-prozentiger Genauigkeit abdecken kann. Insoweit kann sich der Arzt oder ein Betreuer immer darauf berufen, dass der konkrete Fall durch die Verfügung nicht erfasst sei, und so nach seinem persönlichen Gewissen handeln, ohne persönliche Nachteile fürchten zu müssen.

CHECKLISTE ZU PATIENTENVERFÜGUNG, VORSORGEVOLLMACHT UND BETREUUNGSVERFÜGUNG

1. Die beste Vorsorgevollmacht nutzt nichts, wenn sie im Notfall nicht gefunden wird. Lassen Sie die Patientenverfügung, Betreuungsverfügung oder Vorsorgevollmacht in das Zentrale Vorsorgeregister der Bundesnotarkammer eintragen. Drängen Sie darauf, dass bei jedem stationären Krankenhausaufenthalt eine Kopie der Patientenverfügung zur Krankenakte hinzugefügt wird. Auch in der Brieftasche kann eine kurze Notiz mit Hinweis auf die Verfügungen aufbewahrt werden.

2. In der Regel möchten Menschen mit einer Patientenverfügung sicherstellen, dass sie vor aggressiver Gerätemedizin und damit verbundenen unnötigen Qualen und langem Leiden geschützt werden. Im Falle eines unumkehrbaren Siechtums im letzten Lebensabschnitt ist eine nutzlose Therapie unerwünscht.
Ganz anders sieht es hingegen in Akutsituationen aus. Nach einem schweren Verkehrsunfall wird meist eine maximale intensivmedizinische Behandlung gewünscht.
Aus diesem Grund sollte in der Patientenverfügung eine klare Differenzierung zwischen Akutsituationen und Dauerzuständen erfolgen. So kann im Unglücksfall eine schnelle und umfassende medizinische Hilfe gewährt und bei langer unheilbarer Krankheit unnötiges Leiden verhindert werden.

○ 3. Die Vorsorgevollmacht bestimmt nur, dass die bevollmächtigte Vertrauensperson für den Vollmachtgeber tätig werden darf. Wie der Bevollmächtigte oder der Betreuer seine Befugnisse ausüben soll, können Sie im sogenannten Innenverhältnis zwischen Vollmachtgeber und Vollmachtnehmer in einem gesonderten Schriftstück festlegen.

○ 4. In der Vorsorgevollmacht wird meist geregelt, dass die Vertretungsperson auch auf Konten und Sparguthaben des Vertretenen zugreifen darf. Dies ist häufig nötig, um zum Beispiel zusätzliche Pflegeleistungen aus eigenen Mitteln zu finanzieren. Um Probleme mit dem Geldinstitut zu vermeiden, sollten zusätzlich die in der Bank gebrauchten Vollmachtsformulare ausgefüllt und dort hinterlegt werden. Dies erleichtert im Krisenfall den Zugriff auf die Konten, da der Bankbeamte nicht zusätzlich noch die Rechtswirksamkeit und Verbindlichkeit der für ihn fremden Vorsorgevollmacht prüfen muss.

○ 5. Den meisten Menschen fällt es schwer, sich mit Fragen des eigenen Lebensendes zu beschäftigen oder mit anderen darüber zu reden. Aus diesem Grund werden häufig formularmäßige Patientenverfügungen ausgefüllt und in irgendeinem Aktenordner verwahrt. Wichtig ist jedoch, eine Vertrauenspersonen über Ihre persönliche Wünsche, Ängste und Wertvorstellungen zu informieren. Ein offenes Gespräch zwischen den Beteiligten schafft Vertrauen und erleichtert dadurch dem Bevollmächtigten, Entscheidungen zu treffen, die dem Willen des Vollmachtgebers entsprechen.

Die medizinische Seite: was muss ich jetzt wissen?

Menschen mit einer schweren Erkrankung leiden am Lebensende häufig unter Erschöpfungszuständen, Schmerzen unterschiedlichster Art und Stärke, Übelkeit und Erbrechen sowie Luftnot, Verwirrtheit und Bewusstseinseintrübung. Die größte Angst haben Sterbende und auch nahestehende Menschen vor Schmerzen, doch gerade Schmerzsymptome sind medikamentös sehr gut behandelbar. Angesichts der vielfältigen Möglichkeiten der Palliativmedizin muss heute niemand mehr befürchten, qualvoll zu sterben.[20]

Da Schmerzen und andere Krankheitssymptome häufig unerwartet auftreten, ist es sinnvoll, mit einem Arzt vorab über die Medikamentengabe zu sprechen: Was kann der ambulante Pflegedienst übernehmen, was dürfen Nahestehende selbst verabreichen? Die Wirkungen und Nebenwirkungen der wichtigsten Medikamente zu kennen, hilft Ihnen abzuschätzen, wann eine Medikamentengabe angezeigt ist.

Schmerzen

Insbesondere Krebspatienten leiden häufig unter Schmerzen. Oft sind ihre Schmerzen Spätfolgen vorangegangener Behandlungen wie Strahlen- oder Chemotherapie oder Beschwerden, die ein Tumor und sein verdrängendes Wachstum auslösen. Schmerztherapeuten und Palliativärzte können sie heute soweit lindern, dass Kranke mit ihnen leben können.

20 vgl. Gian Domenico Borasio: Über das Sterben.

Die Palette der Schmerzmittel ist groß. Sie werden als Tabletten, Kapseln, Tropfen, Spritzen und Pflaster verabreicht. Außerdem gibt es Applikationen, die rasch über Mund- oder Nasenschleimhaut aufgenommen werden. Am besten besprechen Sie mit der Ärztin oder dem Arzt, welche Therapie und Darreichungsform am angenehmsten ist.

Häufig treten unerwünschte Nebenwirkungen wie Müdigkeit, Übelkeit, Erbrechen und Verstopfung auf. Mit Ausnahme von Verstopfung halten diese Nebenwirkungen etwa ein bis zwei Tage an und der behandelnde Arzt kann sofort bei Beginn mit anderen Medikamenten gegensteuern.

Schmerzen sind vielfältig und lassen sich nicht so leicht messen wie der Blutdruck, jeder Mensch empfindet sie anders. Es gibt Knochen- oder Weichteilschmerzen, Schmerzen im Brust-, Bauch- oder Beckenraum und Nervenschmerzen. Damit das Schmerzmittel je nach Ursache und Stärke des Schmerzes verabreicht werden kann, ist es zu Beginn einer Schmerztherapie wichtig, dass die Schmerzen möglichst genau beschrieben werden: Sind sie stechend, bohrend, stumpf, brennend oder spitz? Für viele Betroffene und den behandelnden Arzt hat sich ein Schmerztagebuch als hilfreich erwiesen. Darin halten sie die Stelle des Schmerzes fest, notieren, wann er aufgetreten ist, und bestimmen seine Stärke auf einer Skala von 1–10 (0 für keinen, 10 für den stärksten vorstellbaren Schmerz).

Ich motiviere meine Patienten immer und betone, dass sie die verordneten Medikamente unbedingt regelmäßig einnehmen sollten. Studien haben ergeben, dass der Schmerzmittelverbrauch um 50% ansteigt, wenn die Medikamente erst bei unerträglichen Schmerzen eingenommen werden.
Palliativärztin Dr. Stefanie Wagner

Durchbruchschmerzen

Besonders bei Tumorpatienten kommt es manchmal zu sogenannten „Durchbruchschmerzen". Dabei durchbricht ein plötzlicher Schmerz anfallartig und mit höchster Intensität den Damm der bisherigen Schmerzdämpfung durch Medikamente. Die Schmerzstärke schießt auf der Skala (s.o.) nach oben und die bisherigen Schmerzmedikamente versagen. Durchbruchschmerzen bedürfen schneller Behandlung.
Den meisten Kranken wird gegen diese Durchbruchschmerzen vorab ein Schmerzmittel verschrieben. Am einfachsten zu verabreichen sind Nasensprays oder Medikamente, die über die Mundschleimhaut wirken.
Wichtig ist zu notieren, wann diese sogenannte „Bedarfsmedikation" zum Einsatz gekommen ist. Notieren Sie Datum, Uhrzeit, Art und Menge, damit die medizinischen Kräfte wissen, ob sie die Medikation insgesamt ändern sollten.
Auch durch Bewegungen während der Pflege kann es bei Kranken zu Durchbruchschmerzen kommen. Ist das häufiger der Fall, kann vorbeugend ein Medikament gegen Durchbruchschmerzen genommen werden.

WICHTIG: Zu den Bedarfsmedikamenten zählen nicht nur Schmerzmittel, sondern auch Mittel gegen Übelkeit, Angst, Unruhe oder Schlafstörungen.

Medikamente gegen Schmerzen

Die Weltgesundheitsorganisation WHO hat den Einsatz von Schmerzmitteln in drei Stufen eingeteilt:

1. Stufe: **NICHT-OPIOIDE** z.B. Paracetamol, Ibuprofen, Diclofenac, Metamizol plus Begleitmedikamente	2. Stufe: **SCHWACHE ODER MITTELSTARKE OPIOIDE** z.B. Dehydrockodein, Tilidin oder Tramadol (plus Stufe 1, plus unterstützende Maßnahmen)	3. Stufe: **STARKE OPIOIDE** z.B. Morphin, Fentanyl, Hydromorphon, Levomethadon, Oxycodon, Buprenorphin (plus Stufe 1, plus unterstützende Maßnahmen)

Benannt nach Morpheus, dem griechischen Gott der Träume, ist Morphin das älteste bekannte natürliche Schmerzmittel. Das Morphium aus Schlafmohn und seine natürlichen und synthetischen Verwandten, die Opioide, sind in der Lage, an den natürlichen Schaltstellen, den „Rezeptoren", an verschiedenen Stellen des Nervensystems lindernd einzugreifen, vor allem im Gehirn und im Rückenmark, wo auch die Schmerzempfindlichkeit durch die körpereigenen Endorphine geregelt wird.

Der individuelle Bedarf an Opioiden ist sehr verschieden. Bei einer ärztlich gut betreuten Behandlung ist eine Abhängigkeitsentwicklung, die viele Menschen befürchten, äußerst selten.

Opioide können besonders in der Einstellungsphase die Orientierungs- und Reaktionsfähigkeit verringern. Auffällig ist die oft anfangs auftretende Müdigkeit, die meist nach ein bis zwei Wochen Behandlung nachlässt.

Wenn ich sage, dass der Patient jetzt Morphin braucht, löst das bei vielen Menschen immer noch Ängste aus. Ich muss dann viel erklären. Angehörige dürfen Morphin nach Anweisung auch alleine verabreichen. Das übe ich mit ihnen schon vorher ein. Die meisten haben genug Zivilcourage, trauen sich auch Spritzen zu geben und lernen das dann sehr schnell. Ich lege oft einen Butterfly, eine kleine Dauer-Nadel, unter die Haut, sodass die Angehörigen dann nur noch die fertig aufgezogenen Spritzen auf die Plastikkanüle zu setzen brauchen.
Palliativärztin Dr. Stefanie Wagner

Langwirksame, sogenannte „retardierte" Opioide finden bei Dauerschmerzen Verwendung, schnellwirksame vor allem beim Durchbruchschmerz.

Wenn die Schmerzen nicht einzudämmen sind, ohne dass die Nebenwirkungen der Opioide überhandnehmen, besteht die Möglichkeit, durch einen einfach anzulegenden Katheter und Pumpen die Mittel direkt ins Nervenwasser des Rückenmarkkanals zu bringen, wo sie hundertmal stärker wirken als bei ihrer Aufnahme über den Magen und Darm oder als Pflaster über die Haut.

Sehr verbreitet bei stark ausgeprägten Symptomen sind tragbare Schmerzpumpen, über die Opiate mit einer subkutan gelegten Nadel kontinuierlich an den Körper abgegeben werden. Die Dosis wird regelmäßig den Symptomen der erkrankten Person angepasst.

Wenn Leber oder Niere einen Teil ihrer Funktion eingebüßt haben, kann es sinnvoll sein, auf ein Opioid zu wechseln, das nicht über Leber oder Niere abgebaut wird und dann eventuell besser verträglich ist.

Bei sogenannten neuropathischen Schmerzen, also Nervenschmerzen, verordnen Ärzte meist Antiepileptika, zum Beispiel die Wirkstoffe Gabentin und Pregabalin.

Begleitmedikamente gegen Nebenwirkungen

Verbreitete Begleitmedikamente sind Mittel gegen die durch Opioide oft bewirkte Verstopfung und gegen die seltener auftretende Übelkeit, außerdem Mittel gegen Juckreiz.

> **WICHTIG:** Auch durch Krankengymnastik, Lymphdrainage, Bestrahlung oder Hormone lassen sich Schmerzen lindern. Ebenso hilft die Anwesenheit von Menschen und deren Zuwendung, Schmerzen etwas besser zu ertragen. Sie bringen Ablenkung und lassen Erkrankte auf andere Gedanken kommen. Dabei können Endorphine freigesetzt werden, vom Körper selbst produzierte morphinartige Substanzen, die Empfindungen wie Schmerz oder Hunger beeinflussen. Im Extremfall kann der Schmerz durch starke Ausschüttung von Endorphinen völlig ausgeschaltet werden, wie es von schwer verwundeten Soldaten berichtet wurde.

Atemnot

Die Angst vor dem Sterben ist häufig verbunden mit der Vorstellung von Schmerzen. Doch die häufigere Symptomatik am Lebensende ist Atemnot. Da Atemnot immer auch Angst auslöst und dadurch der Atem noch mehr aus dem Rhythmus gerät, ist der Einsatz von angstlösenden Medikamente sinnvoll. Bei Atemnot helfen manchmal auch Übungen aus der Atemtherapie.

Atemnot ist die häufigste Ursache dafür, dass Angehörige den Rettungsdienst rufen und Sterbende ins Krankenhaus eingeliefert werden. Deshalb ist es wichtig, dass Sie genau wissen, wie Sie bei Atemnot reagieren können.

Absolut wichtig ist, dass die Anwesenden Ruhe bewahren, den Patienten nicht alleine lassen, Fenster öffnen und den Oberkörper hochlagern. Bei starker Atemnot sind Mittel mit dem Wirkstoff Lorazepam unverzichtbar, am besten als lösliche Variante unter die Zunge verabreicht. Hilfreich sind auch schnell wirkende Opioide, die beispielsweise über die Wangenschleimhaut verabreicht oder unter die Haut gespritzt werden. Lorazepam in Kombination mit Morphin oder einem anderen Opioid wirkt sehr schnell und gut gegen Luftnot. Diese beiden Medikamente sollten deshalb von Anfang an zuhause vorrätig sein.

Obwohl Opioide selbst den Atemantrieb hemmen, ja in Überdosis bis zum Atemstillstand und Tod („Goldener Schuss" der Opioidabhängigen) führen können, ist ihr Einsatz wirksam. In richtiger ärztlich kontrollierter Dosis wird der Atemhunger bei Atemnot gerade so weit gehemmt, dass sie verschwindet. Deshalb bekommen Patientinnen und Patienten durch ein Opioid wieder genug Luft.

Angst und Depression

Jeder Sterbenskranke reagiert irgendwann mit Ängsten auf seine Situation. Niemand weiß wirklich, was nach dem Tod kommt. Häufig führen auch ein Leben lang unausgesprochene Belastungen zu Ängsten und Depression. Angstzustände bedürfen zwar manchmal auch einer medizinischen Behandlung, doch meistens sind Menschen, die gut zuhören können, viel hilfreicher. Ohne Zweifel werden Ängste am besten durch psychosoziale Fürsorge gemildert. Nahestehende können hier viel leisten. Weil Angehörige wegen ihrer eigenen Ängste, den geliebten Menschen zu verlieren, manchmal gar nicht in der Lage sind, über Ängste zu sprechen, ist es oft sinnvoll, Ehrenamtliche aus der Hospizarbeit, eine psychologische Betreuung oder einen Seelsorger hinzuzuziehen.

Viele unheilbar kranke Menschen haben Angst vor der Verschlimmerung ihrer Symptome und vor Kontrollverlust.

Hier helfen Betroffenen mehr Informationen über die Krankheit, Symptome, Behandlungsmethoden und Hilfsangebote. Wenn Familien- oder Beziehungsprobleme die Hauptursache der Ängste sind, kann es entlastend sein, sie anzusprechen.
Bei der medizinischen Behandlung von Ängsten kommen sogenannte „Angstlöser" zum Einsatz, das sind Medikamente aus der Reihe der Benzodiazepine (Valiumverwandte). Auch bestimmte Antidepressiva werden eingesetzt.
Gegen Depressionen können Psychopharmaka verordnet werden. Verabreicht werden Mittel mit dem Wirkstoff Midazolam. Diese helfen auch gegen Unruhezustände. Sie werden meist als Nasenspray eingesetzt. Häufig werden auch Morphium oder andere Opioide als Infusion mit Midazolam kombiniert und über Spritzenpumpen kontinuierlich verabreicht. Diese können Kranke, falls dies erforderlich ist, in einen künstlichen Schlaf versetzen.

Übelkeit, Erbrechen und Verstopfung

Palliativpatienten leiden häufig an Appetitlosigkeit. Dazu kommen oft Übelkeit und Erbrechen. Dies kann an der fortgeschrittenen Erkrankung liegen, an Nebenwirkungen von Medikamenten oder Wechselwirkungen. Als Mittel, die den Appetit anregen und Übelkeit verringern, kommen unter anderem Antihistaminika, Neuroleptika sowie Cannabis- oder Cortisonpräparate sowie Haloperidol zum Einsatz. Es gibt auch Pflaster gegen Übelkeit.
Viele Patienten benötigen bei der Einnahme von Opioiden zusätzlich regelmäßig Abführmittel. Bewährt hat sich der Wirkstoff Macrogol (Polyethylenglykol); das Medikament ist ein- bis zweimal täglich einzunehmen. Auch Medikamente mit dem Wirkstoff Naltrexon können als Gegenmittel bei opioidbedingter Verstopfung subcutan unter die Haut verabreicht werden.

Verwirrtheit und Bewusstlosigkeit

Häufig nehmen bei einer unheilbaren Krankheit kognitive Probleme zu. Bei vielen Palliativpatientinnen und -patienten kommen am Lebensende Verständnisprobleme, Verwirrtheit und Bewusstseinsverlust zusammen. Medizinisch werden diese Symptome als „präfinales Delir" bezeichnet.

Magensonde ja oder nein?

Als es mit Edgar aufs Ende zuging, wollte er nicht mehr essen. Er war ja gar nicht mehr ansprechbar. Der Arzt empfahl, eine Magensonde zu legen und meinen Mann künstlich zu ernähren. Er war 86, lag nur da und konnte sich dazu nicht mehr äußern. Eine Patientenverfügung hatte er nicht. Ich fragte mich, was eine Magensonde noch bringt und ob ich ihm die Strapaze nicht lieber ersparen sollte. Als ich dem Arzt von meinen Zweifeln an der künstlichen Ernährung erzählte, fragte er: „Wollen Sie Ihren Mann verhungern lassen?" Natürlich nicht. Ich stimmte der Magensonde zu. Ich wusste es ja nicht anders.
Anna Maria Törk, 83 Jahre

Die so genannte PEG, perkutane endoskopisch kontrollierte Gastrotomie, gibt es seit Mitte der 80er Jahre. Dabei wird eine Magensonde durch die Bauchdecke in den Magen gelegt. Wie durch eine künstliche Nabelschnur wird Patientinnen und Patienten auf diese Weise Astronautenkost verabreicht. Um Zeit zu sparen, wird sie häufig alten Menschen gelegt, die beim Essen viel Hilfe brauchen. Prinzipiell müssen Patienten dem Einsatz einer Magensonde zustimmen. Wenn sie sich nicht mehr klar äußern können, werden eine gesetzliche Betreuungsperson oder ein bevollmächtigter Angehöriger gefragt. Bei Demenz ist eine PEG-Sonde aber nachweislich nicht lebensverlängernd, zudem kann sie zahlreiche Komplikationen machen. Das Gleiche muss beachtet werden, wenn sie bei Menschen am Lebensende eingesetzt wird.

> Der „ganz normale" Tod von hochbetagten Menschen beginnt mit der Einstellung der Nahrungsaufnahme. In England lautet eine Leitlinie im Pflegebereich: „spoon to the mouth": Isst ein Mensch vom Löffel, zeigt er seine Teilnahme am Leben, verweigert er dies, signalisiert er, dass er nicht mehr will.[21]

Angehörige sollten sich beim behandelnden Arzt rückversichern: Ist die Verweigerung von Nahrung ein deutliches Signal, dass es mit dem Patienten aufs Ende zugeht? Wenn ja, zwingen Sie den Patienten nicht zum Essen und Trinken, das würde in dieser Phase den Körper nur zusätzlich belasten. Wenn auch die Flüssigkeit verweigert wird, kommt es zu Nierenversagen, das zu einem narkoseartigen Zustand führt, der möglicherweise von einem Anstieg der als Glückshormone bezeichneten Endorphine begleitet wird. Der Mensch stirbt ohne Leiden und ohne Bewusstsein und Anwesende nehmen dies als ein friedliches Einschlafen wahr.
Die Hauptursache für das Durstgefühl bei einem Sterbenden ist die Atmung durch den geöffneten Mund. Es genügt, wenn Sie hin und wieder die Lippen mit einem feuchten Tuch benetzen, damit der Mund nicht austrocknet. Mit einer Spritze, einer kleinen Sprühflasche oder, falls der Saugreflex noch vorhanden ist, mit einem Strohhalm kann man Wasser in den Mund einführen.

---

21 vgl. Wolfgang Putz/Beate Steldinger: Patientenrechte am Lebensende.

Wie erkennen Anwesende die Sterbephase?

Bei meiner Frau trat am Ende eine weiße Flüssigkeit aus dem Mund, die ich regelmäßig mit Wattestäbchen entfernt habe. Ich war erschrocken, was da Seltsames hervortrat. Erst als die Ärztin mir erklärte, dass der Schluckreflex nicht mehr funktioniert und dass es Speichel oder Magensäure ist, was aus dem Mund läuft, und dass das ganz normal ist, konnte ich mich beruhigen.
Gunnar Wedertz

Viele Angehörige wissen nicht, was auf sie zukommt, wenn der Sterbeprozess eintritt. In der Regel wird die Atmung flacher und die Augen lassen sich nur noch schwer öffnen. Mögliche Anzeichen des bevorstehenden Todes können auch vermehrte Müdigkeit, Apathie, Teilnahmslosigkeit, reduzierte Wahrnehmung der Außenwelt, längere Schlafphasen bis zu andauernder Schläfrigkeit oder Koma sein. Auch extreme motorische Unruhe, wiederholter Drang zum Aufstehen, Nesteln, Umhergreifen, Verwirrtheit, Desorientierung, Reduktion von Nahrungs- und Flüssigkeitsaufnahme bis zum völligen Nahrungs- und Flüssigkeitsverzicht können den baldigen Tod anzeigen. Schläfrigen Patienten sollten Sie bei nachlassenden Reflexen keine Nahrung mehr anbieten, die Gefahr des Verschluckens ist zu groß.
Die Urinproduktion lässt nach und es kann zur Inkontinenz kommen. Die Hände, Arme und Füße können kalt werden, die Nase wird oft sehr spitz, es kommt zur bleichen, fast wächsernen Haut, auch zu einer Marmorierung der Füße, Hände und Knie. Der Puls wird schwächer und langsamer.
Ein häufiges Symptom während der letzten Stunden ist das sogenannte „Todesrasseln", das oft bei bewusstlosen Sterbenden eintritt. Ihr Atem ist auf einmal geräuschvoll. Das Todesrasseln kann mehrere Stunden anhalten. Es kommt zum Teil davon,

dass der Schluckreflex nicht mehr vorhanden ist, der gebildete Speichel nicht mehr geschluckt und der bronchiale Schleim aus dem Rachen nicht mehr abgehustet werden kann.

Eindeutig halten Mediziner das Todesrasseln für Angehörige und Pflegende unangenehmer als für die Sterbenden selbst. Rasselatmung an sich verursacht keine Atemerschwernis, doch zu viel Schleim ruft möglicherweise ein Gefühl des Erstickens hervor. Aus diesem Grund verabreichen Ärzte oft ein Medikament mit dem Wirkstoff Scopolamin, das die Schleimbildung verringert. Auch die Seitenlagerung des Sterbenden kann manchmal helfen.

Oft entsteht auch eine in der Atemtiefe sehr wechselnde Form der Atmung, die sogenannte Cheyne-Stokes-Atmung. Dabei ist der Atemabstand regelmäßig verändert. Die Atmung flacht periodisch ab, es kann zu kurzem Atemstillstand kommen und darauf folgen wieder tiefere Atemzüge.

Vor allem Atempausen jagen den Anwesenden oft einen Schrecken ein. Gerade auf dieses Anzeichen des bevorstehenden Todes sollten sie vorbereitet sein. Sonst ist es schwer auszuhalten. Sprechen Sie lieber einmal zu viel als zu wenig mit den medizinischen und pflegerischen Kräften darüber. Dann können Sie sich, wenn es so weit ist, auf den Sterbenden konzentrieren und sind nicht durch Irritationen abgelenkt.

Angehörige helfen sehr viel, indem sie in den letzten Stunden da sind. Das muss man ihnen immer wieder klar machen. Der Satz, man kann ja nichts tun, ist hier völlig unangebracht, denn Menschen, die einen Sterbenden begleiten, tun eine ganze Menge und etwas sehr Wertvolles, auch wenn dies nicht von permanentem Aktionismus begleitet ist. Was der Sterbende jetzt braucht, ist Ruhe und geliebte Menschen um sich herum.
Iris Rehbein, Palliativpflegerin

Für Leib und Seele

Essen – Gelegenheiten für Genuss

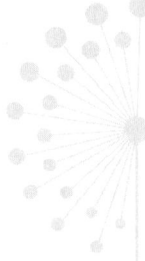

Ich habe erst kochen gelernt, als meine Frau Hannelore bettlägerig wurde. Sie war immer eine exzellente Köchin. Von ihrem Bett im Wohnzimmer aus rief sie mir Anweisungen zu wie „Jetzt den Backofen anschalten. Auf 200 Grad!". Ich habe mich dann ins Zeug gelegt. Ich wusste, dass Essen für sie Genuss bedeutet. Wenn ich schließlich das Tablett mit dem dampfenden Teller am Krankenbett servierte, schaffte sie meistens nur, ein, zwei Löffel davon zu essen. Der Magen konnte nicht mehr viel aufnehmen und zwei Löffel waren viel. Fast immer sagte sie „köstlich".
Gunnar Wedertz

Essen kann wesentlich zur Lebensqualität Schwerkranker beitragen. Geruch und Geschmack vermögen Kindheitserinnerungen zu wecken oder können gedanklich in ferne Länder führen. Es wird erzählt, der schwerkranke französische Regierungschef Francois Mitterand habe seine engsten Freunde zu einem opulenten Abschiedsessen eingeladen, sich stilvoll und genussreich verabschiedet und anschließend jegliche Nahrungsaufnahme eingestellt. Wenige Tage später starb er. Ob das nun stimmt oder nicht – Essen bringt Menschen zusammen, schafft Geborgenheit und Momente der Entspannung. Gemeinsames Essen bedeutet kleine Genüsse und sinnliche Erlebnisse.
Auch wenn die Kraft zu einem Essen mit Freunden nicht mehr reicht, auch wenn nur zwei Löffel gegessen werden – Essen ist mehr als nur Nahrungsaufnahme. In einem Hamburger Hospiz kocht seit zehn Jahren Ruprecht Schmidt, der Chefkoch

eines Nobelrestaurants, die besten Gerichte für Todkranke, ganz gleich, ob Wachtel oder Wackelpudding, denn wie er sagt: „Essen heißt, ich lebe noch!". Wie in seinem Restaurant präsentiert er die Gerichte auf feinstem Porzellan mit einer Kerze oder einer Blume auf dem Tablett.

Wenn Sie Kranke versorgen, kochen Sie ihre Leibspeise. Bereiten Sie ein Gericht zu, das an die Kindheit oder an schöne Zeiten erinnert.

Entspannungsübungen

Entspannungsübungen können Kranken wie pflegenden Angehörige gleichermaßen guttun. Gezielte Entspannung unterstützt Menschen aus dem Familien- und Freundeskreis dabei, mit der belastenden Situation besser zurechtzukommen. Die im Folgenden beschriebenen Methoden eignen sich auch für Kranke und Bettlägerige. Sie müssen lediglich bei klarem Verstand sein, die Übungen selbst können auch bei körperlichen Einschränkungen und im Liegen ausgeführt werden. Probieren Sie aus, ob Ihnen oder dem Kranken eine der folgenden Übungen hilft. Wenn Sie unsicher sind, ob der körperliche Zustand des Patienten eine Übung zulässt, holen Sie sich ärztlichen oder pflegerischen Rat.

Die progressive Muskelentspannung

Der Arzt und Physiologe Edmund Jacob erkannte 1928, dass bei Unruhe, Angst und psychischer Spannung oft auch die Muskulatur angespannt ist. Um dem entgegenzuwirken und einen allgemeinen Entspannungszustand zu erzeugen, werden nacheinander einzelne Muskelgruppen angespannt und nach ein paar Sekunden wieder gelöst. Klassischerweise beginnen Sie mit den Händen: erst die rechte Hand, dann die linke etwa zehn Sekunden fest zur Faust ballen, wieder lösen und dem Gefühl etwa eine Minute lang nachspüren. So spannt und entspannen Sie nacheinander Arme und Schultern, den Rücken, Bauch, Beine und Füße.

Vielen Bettlägerigen, die durch langes oder einseitiges Liegen unter Verspannungen leiden, bringt diese Methode Erleichertung. Klinischen Studien zufolge fühlen sich 60% aller Kranken danach wohler, denn die Gliedmaßen werden besser durchblutet, Schmerzzustände gelockert und die Muskeln entspannen sich.

In den Moment zurückkehren
Die Konzentration auf den Moment ist eine Übung aus der Achtsamkeitsschulung. Sie soll helfen, diffuse Ängste oder Gefühle der Panik zu verringern. Ein kurzes Innehalten und die Konzentration auf die folgenden Fragen können dabei unterstützen, in den Augenblick zurückzufinden. Es geht nicht darum, ob Sie die Fragen positiv oder negativ beantworten, sondern darum, zu erspüren, was jetzt gerade ist. Nehmen Sie sich dafür ein paar Minuten Zeit. Wichtig ist dabei, dass Sie die Antworten nicht bewerten.

- Lebe ich?
- Fühle ich mich lebendig?
- Bin ich wach?
- Bin ich aufmerksam?
- Wo bin ich mit meinen Gedanken?
- Bin ich hier? Bin ich im Jetzt?
- Was tue ich?
- Was fühle ich?
- Was geht in mir vor?
- Was geschieht um mich herum?
- Was höre ich?
- Was sehe ich?
- Was rieche ich?
- Was spüre ich?

Autogenes Training
In den 1930er Jahren entdeckte der Nervenarzt Johannes Heinrich Schultz, dass die meisten Menschen in der Lage sind, allein mithilfe ihrer Vorstellungskraft einen Zustand tiefer Entspannung zu erreichen. Ausgehend von dieser Erkenntnis entwickelte er das Autogene Training, eine Form der Selbsthypnose. Dabei richten Sie im Liegen seine Konzentration nacheinander auf jedes Körperteil und die inneren Organe und wiederholen bei jedem dreimal langsam die Formel „Meine Hand (Arm, Schulter, Brustkorb usw.) ist entspannt, warm und schwer". Erwiesenermaßen beruhigt sich dabei der Atem und die Muskulatur entspannt sich. Sie können die Formeln in Gedanken selbst sprechen, sich eine CD zu Hilfe nehmen oder eine vertraute Person bitten, die Formeln zu sprechen. Das gilt auch für andere Entspannungsübungen.

Körperscan
Eine weitere Übung aus der Achtsamkeitsschulung ist der Körperscan. Ähnlich wie beim Autogenen Training wandert die Aufmerksamkeit durch den Körper. Dabei liegt der Fokus darauf, die Empfindung jedes einzelnen Körperteils wahrzunehmen. Ist es warm, fühlt man einen Luftzug, besteht ein Druck, eine Spannung oder ein Schmerz? Wo berührt der Körper die Fläche, auf der Sie liegen? Der Körperscan soll durch das Wahrnehmen von Empfindungen die Aufmerksamkeit in den gegenwärtigen Moment bringen. Dabei ist es wichtig, alle Empfindungen, auch Druck oder Schmerz, nur wahrzunehmen und zu versuchen, sie nicht zu bewerten.

Meditation
Meditation ist eine jahrtausendealte Methode der geistigen Sammlung und Konzentration, die sich in fast allen Religionen findet. Wenn sich Gedanken nur noch im Kreis drehen, kann sie dazu beitragen, den Redeschwall im Kopf zu stoppen, den Geist zu beruhigen und in die Gegenwart zurückzukommen. Viele Meditierende beschreiben sie als machtvolles Werkzeug, das ihnen hilft, Vertrauen, Frieden und Gelassenheit zu finden.

Meditieren ist eine Möglichkeit zu üben, die Dinge so zu akzeptieren, wie sie sind: die eigene Vergänglichkeit und die Unvermeidlichkeit des Todes.
Meditation muss nicht als Ritual gestaltet werden, Sie brauchen auch keine Räucherstäbchen dazu. Schon das Betrachten eines Bildbandes mit schönen Naturaufnahmen oder das Lesen eines Textes kann in die Meditation führen. Eine andere Möglichkeit besteht darin, dass Sie sich eine Zeitlang auf Ihren Atem konzentrieren: Versuchen Sie, den Luftzug an der Nasenspitze zu spüren oder das Heben und Senken der Bauchdecke. Wenn die Gedanken das Kommando übernehmen wollen, wiederholen Sie z.B beim Einatmen innerlich das Wort „ein" und beim Ausatmen das Wort „aus". Das innere Sprechen kann helfen, auftauchende Gedanken nicht „weiter zu denken".
Spezielle CDs mit gesprochenen Meditationen, mit Meeresrauschen oder mit meditativer Musik können beim Meditieren helfen.

Schreiben
Nicht nur Jugendlichen hilft ein Tagebuch dabei, ihre Erlebnisse zu sortieren. Schreiben trägt oft dazu bei, Gedanken zu klären und zu ordnen. Schreiben kann zur Zwiesprache mit sich selbst werden, durch die Sie sich etwas „von der Seele schreiben" können. Um nächtliches Grübeln zu verhindern, empfiehlt es sich, vor dem Einschlafen noch ein paar Zeilen niederzuschreiben. Vielleicht möchten Sie ja Ihre Gedanken jemandem in einem Brief mitteilen. Oder Sie schreiben sich oder Ihren Angehörigen etwas auf, das nicht vergessen werden soll.

Zu all diesen Methoden gibt es spezielle Formen für Kinder und Jugendliche. (Siehe Literaturhinweise im Anhang.)

Lymphdrainage, Massage und Rhythmische Einreibungen[22]

Viele Menschen entwickeln im Laufe einer Krankheit ein schwieriges Verhältnis zu ihrem Körper. Er verändert sich, er schmerzt, die Haut wird blass oder trocknet aus. Berührung kann Kranken helfen, ihren Körper wahrzunehmen, sich lebendiger und mehr wertgeschätzt zu fühlen.

Die *manuelle Lymphdrainage* gleicht einem sanften Streicheln; sie wirkt gegen Lymphstau und Wassereinlagerungen. Betroffene empfinden sie oft als entspannend und entlastend, und zwar nicht nur weil die Körperteile anschließend abschwellen, sondern auch der entspannenden Stimmung wegen, die bei der Behandlung entstehen kann. Manuelle Lymphdrainage wird ärztlich verordnet.

Massage bewirkt ein ähnliches Wohlgefühl wie Lymphdrainage. Die Behandlung ist in der Regel auf Muskeln ausgerichtet und kann deshalb gezielt gegen Verspannung einzelner Körperteile eingesetzt werden. Auch Angehörige sind in der Lage, zu massieren und Kranken das Gefühl zu verschaffen, in guten Händen zu sein: Kneten und streicheln Sie beispielsweise zehn Minuten lang die Hand des Kranken und spüren Sie, was dabei geschieht. In dieser Zeit sind Sie sich möglicherweise näher gekommen als durch manche Worte.

Rhythmische Einreibungen sind eine Technik aus der anthroposophischen Medizin. Sie werden von speziell dafür ausgebildeten Fachkräften durchgeführt. Rückeneinreibungen mit Zitrusöl können den Atem unterstützen, Beineinreibungen werden bei Lymphödemen, Fußeinreibungen gegen Kopfschmerzen eingesetzt. Lavendelöleinreibungen können den Schlaf fördern. (Adressen zu anthroposophischer Heilkunst finden Sie im Anhang.)

---

22 Quelle: Thomas Sitte/Deutsche Palliativ Stiftung: Die Pflegetipps.

Entlastung und Hilfe für Begleiter

Das Problem für mich war, dass ich nicht rausgekommen bin. Ich bin gerne zuhause, aber die sich immer wiederholenden Tätigkeiten muss man ertragen können. Am schwersten fiel mir, wenn ich nicht helfen konnte. Wenn ich den beklagenswerten Zustand meiner Frau einfach mit ansehen musste und nichts dagegen unternehmen konnte.
Gunnar Wedertz

Die Nähe von Sterbenden zu ertragen, den drohenden Verlust eines geliebten Menschen auszuhalten, möglicherweise sein Leiden mitanzusehen, mit der eigenen Sterblichkeit konfrontiert zu sein, das bedeutet Stress. Vor allem Angehörige, die selbst pflegen, können völlig davon eingenommen sein.

Während der Pflege meiner Frau habe ich meine eigenen Bedürfnisse komplett zurückgestellt. Es war nicht leicht, immer Contenance zu bewahren. Zwischendurch konnte es bei uns auch mal sehr angespannt zugehen. Ich musste mir immer wieder vor Augen führen, welch bedauernswerten Menschen ich vor mir habe und wie ich selbst auf eine manchmal genervte Äußerung reagieren würde.
Gunnar Wedertz

Studien zufolge liegt den Patientinnen und Patienten in der Regel sehr viel daran, dass es den Liebsten, die ihnen zur Seite stehen, gut geht. Doch verglichen mit den Bedürfnissen eines schwerkranken Menschen bewerten pflegende Angehörige ihre Bedürfnisse und Anliegen oft als zu banal und vergessen dabei, für sich selbst zu sorgen. Deshalb kommt es nicht selten zum sogenannten Burn-out, dem Gefühl des Ausgebranntseins, wenn die Grenzen der Belastbarkeit erreicht sind.

Nur wenn Betreuende bei Kräften sind, sich seelisch stabil und lebendig fühlen, können sie die enorme Belastung auf sich nehmen, einen schwerkranken Menschen zuhause zu versorgen. Gute Selbstfürsorge sollten Sie deshalb sehr ernst nehmen.

Wenn Sie einen Menschen zuhause pflegen, beginnen Sie damit, darauf zu achten, genügend Pausen zu machen, um durchzuatmen. Schaffen Sie sich kleine „Oasen", in denen Sie sich nur um Ihre eigenen Bedürfnisse kümmern. Diese Pausen können kurz sein, wichtig ist aber, dass Sie eine klare Trennungslinie zwischen der pflegenden Tätigkeit und Ihrer Pause ziehen – und während der Pause für andere auch nicht verfügbar sind. Verabreden Sie mit sich gleich morgens beispielsweise drei Pausen und planen Sie sie mit Uhrzeit und Länge in Ihren Tagesablauf ein. Notieren Sie die Pausenzeiten und haken Sie sie anschließend ab. So behalten Sie den Überblick, ob Sie die Erholungszeiten auch wirklich einhalten. Überlegen Sie, wie Sie sich möglichst einfach Pausen verschaffen können. Sie könnten beispielsweise ein paar Alltagserledigungen abgeben: die Wäsche, die Einkäufe oder das Kochen.

Achten Sie auf Genuss. Kochen Sie sich etwas Leckeres, gehen Sie zum Sport, ins Theater oder zum Friseur. Treffen Sie Freundinnen und Freunde. Machen Sie eine der Entspannungsübungen aus diesem Buch. Bei Überlastung sollten sie sich auf jeden Fall Hilfe holen. Als ersten Schritt können Sie Ihre Gedanken z.B. einer ehrenamtlichen Mitarbeiterin eines Hospizdienstes anvertrauen oder sich an eine Selbsthilfegruppe wenden.

Zu der belastenden Situation einer unheilbaren Krankheit oder Todesnähe kommt oft, dass sich häufig sogar Verwandte, gute Freunde, Nachbarinnen oder alte Bekannte von Sterbenden und ihren Angehörigen zurückziehen. Das hat viel damit zu tun, dass sie selbst mit dem Tod nicht umgehen können oder nicht wissen, wie sie dem Leid und der Trauer begegnen sollen. Sie empfinden den Druck, etwas Tröstendes sagen zu müssen, und weil ihnen nichts einfällt oder sie nicht wissen, wie sie helfen können, meiden sie – vielleicht auch unbewusst – den Kontakt.

Viele Betroffene, das berichten vor allem Eltern mit einem schwerkranken Kind, fühlen sich deshalb isoliert. Sie haben den Eindruck, andere würden einen Bogen um sie machen. Das sind sehr kränkende Gedanken.

Diese Isolation können Betroffene nur durchbrechen, indem sie aufhören zu warten, bis andere den Kontakt zu ihnen suchen. Wenn sie aktiv auf andere zugehen, machen sie häufig die positive Erfahrung, dass Mitmenschen gerne zu Unterstützung bereit sind, und zwar vor allem, wenn sie um ein konkretes Anliegen gebeten werden.

> Ich musste mich ausgerechnet während einer akuten Krankheitsphase meiner Frau einer Bandscheiben-OP unterziehen. Wir fragten eine Bekannte, ob sie Hannelore während meiner Abwesenheit betreuen kann. „Hannelore, ich helfe dir", war die spontane Zusage. Das hat mich sehr berührt, zumal wir diese Frau noch gar nicht mal so lange kannten. Da ich wegen des einzulegenden Schongangs nach der OP nur wenig im Haushalt tun konnte, habe ich einige Wochen die Dienste einer professionellen Seniorenbetreuung in Anspruch genommen, die primär die Haushaltsreinigung sowie einige Handreichungen übernommen hat. Dies war aus den Leistungen der Pflegeversicherung zu decken. Bei Einkäufen halfen über diesen Zeitraum auch Freunde, da ich anfangs nicht Auto fahren konnte. Im letzten Stadium ihrer Krankheit, etwa vier Monate lang, haben während meiner Einkäufe, Apothekengänge und Arztbesuche drei Freundinnen meiner Frau abwechselnd am Bett Wache gehalten und, so weit das noch möglich war, sich auch angeregt unterhalten.
> *Gunnar Wedertz*

Wo finde ich Unterstützung?

Tausende freiwillige Mitarbeiterinnen und Mitarbeiter der Hospizdienste kümmern sich in Deutschland um Sterbende. Sie sind immer ansprechbar und sollten Ihre erste Anlaufstelle sein, wenn Sie Hilfe und Entlastung suchen. Sie widmen sich ihrer Aufgabe aus Idealismus und möchten Sterbenden mit ihrer Anwesenheit ein Geschenk machen.

Ich träume vom würdevollen Sterben. Und davon, dass kein Mensch allein sterben muss. Vor einigen Jahren habe ich begonnen, als Sterbebegleiterin zu arbeiten. Ich hatte das Bedürfnis, das Sterben mitzuerleben, ganz direkt. Ich besuche seither Menschen, die im Sterben liegen, in Krankenhäusern, Hospizen und Wohnungen, halte ihre Hand, höre ihnen zu. Ich sehe unzählige Schläuche und Geräte, die helfen sollen, die Phase zwischen Leben und Tod möglichst weit auszudehnen. Aber allzu oft gibt es niemanden, der Zeit hat, mit dem Menschen inmitten der Schläuche ein Gespräch zu führen oder auch nur schweigend neben ihm zu sitzen.
*Christiane zu Salm, ehemalige MTV-Managerin,
jetzt Sterbebegleiterin*[23]

In größeren Städten bestehen zusätzlich (meist kostenpflichtige) Besuchsdienste und Nachbarschaftshilfen, die Sie meistens über die örtlichen karitativen Verbände, die Sozialstation, die Kirchengemeinde oder die städtische Verwaltung finden. In fast jedem Ort gibt es eine professionelle Seniorenbetreuung, die auch Angebote für Familien mit einem schwerkranken Menschen hat. Auf der Suche nach Hilfe sind auch Hospizvereine und die Telefonseelsorge mögliche Ansprechpartner.

---

23 www.zeit.de/2014/01/traum-christiane-zu-salm

Hilfsangebote

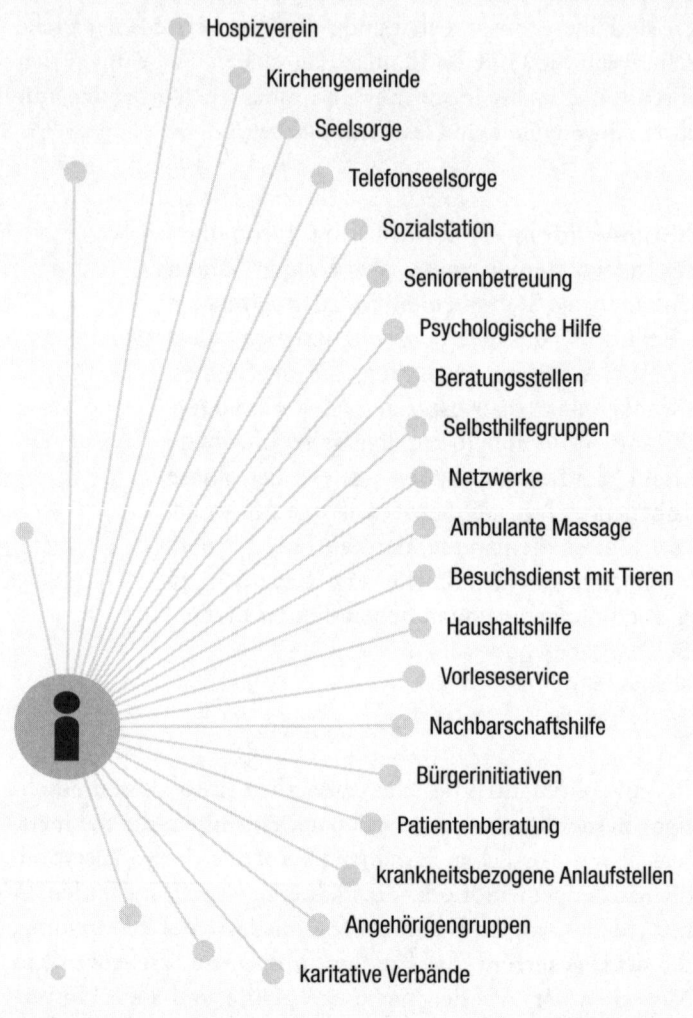

- Hospizverein
- Kirchengemeinde
- Seelsorge
- Telefonseelsorge
- Sozialstation
- Seniorenbetreuung
- Psychologische Hilfe
- Beratungsstellen
- Selbsthilfegruppen
- Netzwerke
- Ambulante Massage
- Besuchsdienst mit Tieren
- Haushaltshilfe
- Vorleseservice
- Nachbarschaftshilfe
- Bürgerinitiativen
- Patientenberatung
- krankheitsbezogene Anlaufstellen
- Angehörigengruppen
- karitative Verbände

Die plötzliche Krise

Viele Menschen, die alt oder einfach nur schwach sind, benötigen keine täglichen Hausbesuche des Arztes. Sie haben keinen palliativmedizinischen Bedarf oder komplexe Krankheitssymptome. Auch sie können sich auf eine manchmal rapide und unvorhersehbare Verschlechterung ihres Zustands vorbereiten.

Dass so viele Menschen hier im Krankenhaus sterben, liegt auch daran, dass sie oft eingeliefert werden, obwohl bei ihnen die Sterbephase absehbar ist oder schon eingesetzt hat. Die Angehörigen haben den Rettungsdienst gerufen, weil sie befürchten, dass eine adäquate Symptomkontrolle zu Hause nicht gewährleistet werden kann. Der Rettungsdienst hat den Patienten dann schnell in die Klinik gebracht.
Oberärztin PD Dr. Kathrin Gerbershagen

Wollen Sie in ein Krankenhaus eingeliefert werden, wo Sie damit rechnen können, dass alles getan wird, um Ihren Zustand wieder zu stabilisieren? Oder wünschen Sie sich, dass Sie selbst, wenn akute Hilfe im Krankenhaus möglich wäre, in einem solchen Ernstfall zuhause bleiben und im Zweifel dort im Verlauf einer Krise sterben werden? Diese Wünsche können Sie generell in Ihrer Patientenverfügung festlegen. Ein herbeigerufener Rettungsdienst wird aber in der Regel keine komplette Patientenverfügung lesen, bevor er lebensrettende Maßnahmen einleitet.

Wie vermeide ich unnötige Krankenhausaufenthalte?

Eine unnötige bzw. nicht gewünschte Einweisung ins Krankenhaus lässt sich in vielen Fällen vermeiden. Sprechen Sie in

Ihrer Familie und Partnerschaft über Ihre Wünsche, wenn „es einmal so weit sein sollte". Schreiben Sie Ihre Wünsche in einer Patientenverfügung nieder und lassen Sie ein ärztliches Schriftstück für den Rettungsdienst erstellen, das die medizinischen Rettungskräfte sofort bei Eintreffen zu lesen bekommen. Kurz und knapp sollten Ihre Ärztin oder Ihr Arzt darin formulieren, dass Sie eine Krankenhauseinweisung ablehnen und den Wunsch haben, zuhause zu sterben. Bei Kranken sollten zudem Diagnose und medizinische Therapie aufgeführt sein, das gilt vor allem bei einer Schmerztherapie. Dieses Schriftstück könnte folgendermaßen aussehen:

An die mitbehandelnden Ärzte!

Sehr geehrte Frau Kollegin, sehr geehrter Herr Kollege,

Frau / Herr .... befindet sich in meiner hausärztlichen Behandlung wegen ....

Ich habe zur Zeit folgende Medikamente verordnet:
.... (Name und Dosierung).

Sollten verstärkt Schmerzen auftreten, schlage ich folgendes Vorgehen vor: ....

Patient/in und Angehörige sind darüber informiert, dass die Erkrankung in ein unheilbares Stadium eingetreten ist.
und/oder
Die erkrankte Person hat den dringenden Wunsch, die letzte Zeit ihres Lebens zuhause zu verbringen. Eine Krankenhauseinweisung ist deshalb unter allen Umständen zu vermeiden.

Ort, Datum

Unterschrift und Arztstempel

(Quelle: Prof. Dr. Christoph Student / Deutsches Institut für Palliative Care: Zuhause sterben.)

Dass Angehörige den Rettungsdienst rufen, weil sie in einer Notsituation nicht mehr weiterwissen, ist nachvollziehbar. Sie wollen nichts versäumen und sich nicht vorwerfen, sie hätten nicht alles nur irgend Mögliche getan. Oder sie können nicht loslassen und sind mit der Situation des nahenden Todes komplett überfordert. Vielerorts besteht auch das strukturelle Problem, dass weder ein Hausarzt erreichbar noch palliativmedizinische und -pflegerische Hilfe möglich ist. Ein Rettungsdienst ist dann die einzige medizinische Anlaufstelle, die die Angehörigen in einem Ernstfall überhaupt kontaktieren können.

Bei Schwerkranken, die bereits in ärztlicher Behandlung sind, wissen Angehörige manchmal nicht, wie sie sich in einer Krise verhalten sollen oder sie haben kein Medikament zur Verfügung, das sie bei schweren Symptomen wie etwa Luftnot verabreichen können. Dann bleibt ihnen vermutlich auch nichts anderes übrig, als den Notarzt zu rufen. Dieser wägt die Situation ab: Wenn er der Ansicht ist, dass die Angehörigen die Versorgung nicht leisten können, wird er einen kranken Menschen immer mit ins Krankenhaus nehmen.

Wir bekommen häufiger Anrufe von Angehörigen während einer Krise. „Ich bin bei meiner Mutter, die liegt im Sterben, was soll ich tun?" Solche Sätze hören wir oft. Ich frage dann erst einmal: Ist ein Arzt und ein Pflegedienst eingeschaltet? Hat die Mutter Schmerzen? Vielfach stellt sich heraus, dass alles friedlich und ohne Schmerzen verläuft und die Angehörigen nur reden wollen. Sie wollen in dieser Situation nicht alleine sein. Dann empfehle ich, Geschwister oder vertraute Menschen zu holen. Bei Schmerzsymptomen gebe ich die Nummer vom nächsten Palliative Care Team weiter. In einer Krise gelingt es manchen, „auf dem kleinen Dienstweg", sich schnell vom Hausarzt eine Verordnung zu besorgen und dann das Palliative Care Team zu rufen. Das ist nicht die beste Lösung, denn das Palliative Care Team versorgt „eigentlich" keine neuen Akutpatienten, aber Notfall ist Notfall.
Renate Hofer, Palliativ- und Hospiznetzwerk Köln

In sehr seltenen Fällen drängt die Hausärztin oder der Hausarzt auf eine Einweisung ins Krankenhaus und stimmt dem Wunsch des Kranken, zuhause zu sterben nicht zu. Diese Entscheidung kann medizinisch durchaus begründet sein. Wenn Sie sich in Ihrem Selbstbestimmungsrecht eingeschränkt fühlen, hilft es nur, den Arzt zu wechseln.

> Bei einer 82-jährigen Patientin arbeiteten die Nieren nicht mehr richtig. Also verordnete ich eine Blutwäsche. Das lehnte sie aber ab. Als ehemalige Krankenschwester wusste sie, dass sie ohne Dialyse nur noch wenige Wochen zu leben hatte. Doch das nahm sie in Kauf. „An irgendetwas muss man sterben", sagte sie. Wichtig war für mich als Arzt in diesem Fall, dass die Patientin auf Nachfrage dreimal ohne Widersprüche wiederholte, dass sie eine Dialyse ablehnt und es ganz klar war, dass sie ihre Situation verstanden hatte. Ich habe ihre Entscheidung akzeptiert und zwei Wochen später ist sie in einen Dämmerzustand gefallen und kurz darauf gestorben.
> *Chefarzt Prof. Dr. Joachim Schulz*

Wenn Sie bereits eine ernste Vorerkrankung haben, ist es eine Erleichterung für Ihre Angehörigen, wenn Sie einen Plan für Notfallsituationen erstellt haben. Für viele Betreuende ist das bereits die entscheidende Hilfe, weil dann die Verantwortung des Handelns nicht alleine auf ihnen lastet.
Es ist außerdem wichtig, dass sich Betreuende rechtzeitig mit den Symptomen der Sterbephase beschäftigen. Denn wer weiß, was auf ihn zukommen kann, hat es im Ernstfall leichter, nicht aus Panikgefühlen den Rettungsdienst anzurufen.
Angehörige von Schwerkranken besprechen am besten mit einer Pflegekraft, einem Palliativarzt oder einer Palliativärztin mögliche Notlagen und lassen sich erklären, was während der Sterbephase passieren kann. Danach wird ein Plan erstellt, in dem einzelne Anweisungen nacheinander aufgelistet sind.

Ich habe gemerkt, dass der Unterschied zwischen einem Krankenhausarzt und einem Palliativarzt sehr wichtig ist, auch was die Ängste von Patienten und Angehörigen betrifft. Mein Mann hatte eine mit dem Tumor verwachsene Halsschlagader und drohte immer wieder zu verbluten, sodass ich den Krankenhausarzt noch gefragt habe, was ich tun soll, wenn es blutet. Wie soll ich den Rettungsdienst rufen und ihm die Tür öffnen, wenn ich bei meinem Mann am Bett stehe und er verblutet? Da sagte der Krankenhauschirurg: „Da müssen Sie einfach den Finger in die Wunde stecken, bis die Blutung aufhört. Das ist eine Riesenschweinerei, aber nur so können Sie die Blutung stillen." Dieselbe Frage stellte ich vier Wochen später dem Palliativarzt. Er sah mich sehr verständnisvoll an, sprach mit mir über meine Ängste und versuchte mir zu sagen, dass es keine andere Konsequenz gibt, als meinen Mann gehen zu lassen: „Es wird dann keinen Rettungssanitäter geben", sagte er. „Kaufen Sie dunkle Bettwäsche. Das Verbluten ist für die Angehörigen viel schlimmer als für den Patienten, der ganz schnell bewusstlos wird. Im Grunde ist das eine Art des Sterbens durch Ohnmacht, die den Patienten, wenn er viel Blut verliert, schnell hinüberschlafen lässt." Das hat mir mit meinen Ängsten unglaublich geholfen.
Henrike Korn, Rechtsanwältin

Wenn Patientinnen und Patienten ins Krankenhaus kommen, liegt das manchmal auch an ungenügenden ärztlichen und pflegerischen Strukturen. Solche Versorgungslücken kommen häufiger in ländlichen Gebieten als in der Großstadt vor. In manchen Regionen Deutschlands bleibt in einem Notfall gar nichts anderes übrig als eine Einweisung ins Krankenhaus.

Was Sterbende bereuen

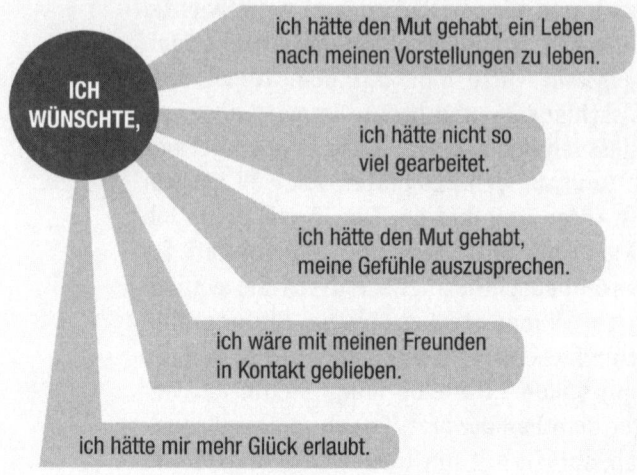

(Bronnie Ware: 5 Dinge, die Sterbende am meisten bereuen.)

Was hat Ihnen in Ihrer Trauer über den Verlust eines Ihnen nahestehenden Menschen geholfen?

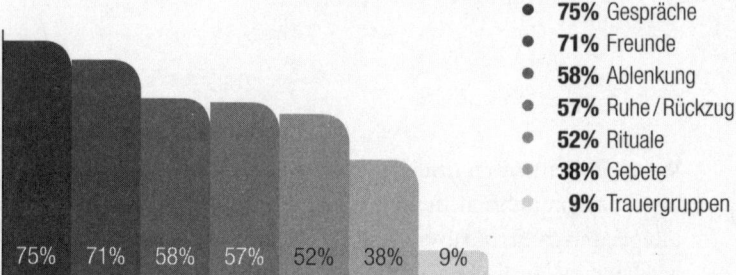

(TNS Emnid März 2011, 1000 Befragte ab 14 Jahre)

Sich auf Sterben und Tod vorbereiten

Im Fernsehen sind ständig Tote zu sehen: Tote in den Nachrichten, Tote in Krimis und Arztserien. Vom Sterben selbst bekommt man dabei oft wenig mit. Im Spielfilm sind Verstorbene schön drapiert oder Ermordete aufwendig mit Filmblut geschminkt. Das zeigt, welche Bilder wir vom Tod gerne hätten: ästhetisch, steril oder dramatisch und spektakulär. Doch Sterben und Tod sind ganz anders. Fernsehen kann die Vorbereitung auf den Tod nicht ersetzen.

Im Alltag kommt der Tod kaum vor und die Sterbekultur ist fast völlig verloren gegangen. Wer vorher wenige Berührungspunkte mit dem Sterben hatte, fragt sich angesichts eines nahen Todesfalls vielleicht, wie er jetzt damit umgehen soll. Kann man sich auf das Sterben vorbereiten?

Der Abschiedsprozess kann heilsam sein, wenn er gestaltet wird, wenn Zeit und Raum geschaffen werden. Vielen Nahestehenden hilft es außerdem, wenn vorher besprochen wurde, was sie tun sollen, wenn ein Mensch tatsächlich im Sterben liegt. Wer soll benachrichtigt werden? Wünscht die sterbende Person, dass vor ihrem Tod noch jemand gerufen wird? Sprechen Sie rechtzeitig über die Wünsche für das Sterben und den Tod.

Viele Menschen ziehen sich am Ende ihres Lebens von der Außenwelt zurück, verlieren das Interesse an ihr oder es wird ihnen zu anstrengend, daran teilzunehmen. Den letzten Weg muss jeder Mensch alleine gehen.

Letzte Wünsche und Versöhnungen

In der letzten Lebensphase fehlt häufig die Kraft, eine Rolle aufrechtzuerhalten, Abwehrmechanismen fallen weg und Menschen werden verletzlicher. Anstelle des Strebens nach Leistung, Macht und Sicherheit steht bei Sterbenden oft der tiefe Wunsch, dass Kinder, Freunde und Verwandte in Frieden leben sollen. Viele wollen in einem ehrlichen Gespräch alte „Fehler" korrigieren und Beziehungen noch einmal eine neue Richtung geben.

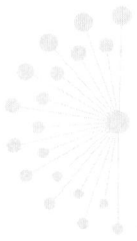

> Meine Frau hat in ihren letzten Wochen immer wieder über Freundinnen Geschenke für mich besorgen lassen und war sehr traurig, dass sie für meinen Sohn eine bestimmte Armbanduhr nicht mehr bekommen konnte. Ich musste ihr am Sterbebett noch versichern, dass ich mich darum kümmere.
> *Gunnar Wedertz*

Manchen Schwerkranken ist es ein großes Bedürfnis, Menschen eine Freude zu machen oder eine Erinnerung zu verschenken. Bei anderen ist es der Wunsch, noch einmal in einer warmen Badewanne zu liegen, eine bestimmte Musik zu hören oder ein frisch gepflückter Blumenstrauß aus dem Garten.
Wenn Menschen, deren Ende naht, ihre Wünsche für Nahestehende formulieren, gibt das möglicherweise ihren Angehörigen und Freunden für die Zeiten der Trauer viel Kraft. Wer den Mut dazu nicht aufbringt, kann einen Brief schreiben oder seine Wünsche in ein Diktiergerät sprechen.
Zum Wünschen am Lebensende gehört auch, zu äußern, was man nicht mehr will. Weder Ärztin, Arzt oder Pflegekraft noch Verwandte dürfen einen Sterbenden zu etwas zwingen. Manche Menschen lehnen am Ende ihres Lebens sogar Schmerzmedikamente ab. Sie wollen die Schmerzen beim Sterben spüren.

Menschen hinterlassen ihre Welt gerne in Ordnung. Gerade das Versäumte wie Gefühle nicht ausgedrückt zu haben, den Kindern, dem Partner zu selten gesagt zu haben, wie viel sie einem bedeuten, wird immer wieder Thema.

Renate Hofer, Palliativ- und Hospiznetzwerk Köln

Es ist wichtig, rechtzeitig mit dem Reden zu beginnen. Mitarbeiterinnen und Mitarbeiter der Hospizdienste erleben häufig, wie einerseits am Sterbebett noch gestritten wird und wie groß andererseits das Bedürfnis sein kann, sich zu versöhnen und Unstimmigkeiten aus dem Weg zu räumen.

Vielleicht möchte der oder die Todkranke Kontakt zu alten Bekannten oder Freunden aufnehmen oder wünscht ausdrücklich keine Krankenbesuche von bestimmten Personen. Selbst wenn manche Wünsche für Nahestehende schmerzlich sein mögen, ist es wichtig aufrichtig mit Gefühlen umzugehen, sie mitzuteilen und, wenn es geht, sich nach ihnen zu richten.

Martin Luther hat 1519 im „Sermon von der Bereitung zum Sterben" von zwei Dingen gesprochen, die am Lebensende wichtig sind. Erstens: Wen möchte ich noch um Verzeihung bitten? Zweitens: Wem muss ich noch etwas verzeihen?

Wenn Sie sich mit Ihrem Tod auseinandersetzen und den Wunsch verspüren, den möglicherweise bestehenden Groll gegen einen Menschen in Ihrer Umgebung auszuräumen, sich aber unsicher sind, wie Sie das erreichen könnten, befragen Sie vielleicht andere, wie sie Frieden herstellen würden. Gespräche helfen, eine Situation besser zu verarbeiten, Vergangenes zu bewältigen oder sich Ängste und Gefühle „von der Seele zu reden". Einem Sterbenden sollte jedoch niemals ein Gespräch aufgezwungen werden. Manche Dinge lassen sich zudem mit Außenstehenden besser besprechen als mit engen Angehörigen. Das kann eine Seelsorgerin sein, ein Ehrenamtlicher aus der Hospizarbeit oder eine Sozialarbeiterin. Wenn Sie keinen außenstehenden Gesprächspartner kennen, rufen Sie sie beim Hospizdienst an oder lassen Sie sich jemanden empfehlen.

Bilanz ziehen

Manchen Menschen hilft es, sich in Frieden zu verabschieden, indem sie eine positive Lebensbilanz ziehen. Sie hätten vielleicht vieles anders machen können, sie haben Gelegenheiten verpasst und das Leben hat ihnen nicht immer das gegeben, was sie erwartet haben. Für eine Lebensbilanz ist es trotzdem wichtig, den Blick einmal nur auf das Positive zu richten, auf Dinge, für die man dankbar sein kann. Die Vergangenheit ist vorbei, nur die Sicht darauf lässt sich verändern. Der Mensch hat getan, was für ihn möglich war. Beim Bilanzziehen hilft oft ein Fotoalbum. Und es ist ratsam, die Bilanz aufzuschreiben.

- Was habe ich Gutes in meinem Leben erreicht?
- Worüber habe ich mich am meisten gefreut?
- Was war meine herausforderndste Erfahrung und wie habe ich sie gemeistert?
- Was war das Schönste, das Verrückteste, das Lustigste, das Langweiligste?
- Wohin ist meine Liebe geflossen?
- Mit was bin ich zufrieden und was macht mich stolz?
- Habe ich Wünsche?
- Was will ich noch erledigen?
- Mit wem möchte ich mich versöhnen?
- Wem möchte ich etwas verzeihen?

Den Abschied gestalten

Jede Religion verfügt über Rituale, Gebete oder Texte, die Sterbenden und deren Angehörigen helfen und sie trösten.
In den letzten Momenten können die Anwesenden singen

oder beten. Vor allem, wenn Kinder anwesend sind, ist Singen eine gute Möglichkeit, gemeinsam etwas zu tun. Manche Sterbenden fühlen sich aber wohler, wenn sie in den letzten Stunden ihre Lieblingsmusik hören oder wenn sie etwas vorgelesen bekommen.

Wenn der Sterbeprozess eingesetzt hat und der oder die Sterbende nicht mehr ansprechbar ist, machen Sie mit dem weiter, was Sie gerade tun. Das Halten der Hand lindert die Angst, genauso wie das Murmeln der Menschen, die anwesend sind. Auch wenn bei einem sterbenden Menschen die anderen Sinnesorgane nicht mehr arbeiten, ist das Gehör noch aktiv. Das haben wissenschaftliche Studien ergeben. Möglicherweise können Sterbende spüren, dass sie nicht alleine sind, wenn mit ihnen gesprochen wird. Vielleicht möchten Sie noch etwas sagen oder einen Segen sprechen.

Ich habe schon sehr viele Menschen mit einem Lächeln auf dem Gesicht sterben sehen und nur sehr wenige mit einem verzerrten, unglücklichen Gesichtsausdruck. Es kann für Angehörige gut sein zu hören, dass der Tod am ehesten für die Zurückbleibenden etwas Schlimmes ist und Kinder mit dem Tod viel besser und natürlicher umgehen können als wir Erwachsene. Einmal wurde ich gerufen, als eine Frau gerade verstorben war. Als ich ankam, waren alle vier Enkelkinder anwesend. Sie waren im Alter von zwei bis zehn. Die Familie ging insgesamt sehr natürlich mit dem Tod der Oma um. Die Kinder entschieden, was sie anziehen sollte. Das Ankleiden übernahm ich. Es wurden Bilder gemalt und Abschiedsbriefe geschrieben. Nachdem ich die Frau fertig angekleidet hatte, setzten sich die beiden jüngeren Kinder zu ihrer Oma aufs Bett und küssten und streichelten sie. Die ganze Situation war so natürlich und harmonisch, obwohl auch geweint wurde. Ich fand es bemerkenswert, wie die ganze Familie damit umging, auch die Kinder.
Iris Rehbein, Palliativpflegerin

Nach dem Sterben

Jede Kultur hat eine eigene Vorstellung davon, was nach dem Sterben passiert. Fast alle gehen aber davon aus, dass es eine Seele gibt, die unabhängig vom Körper weiter existiert.

> Meine Frau ist nachts gestorben. Ich habe ihr danach noch etwa zwei Stunden lang die Hand gehalten, dann morgens um sieben Uhr die Ärztin angerufen, später das Beerdigungsinstitut. Die Mitarbeiter vom Beerdigungsinstitut wollten wissen, was sie ihr anziehen sollten. Da habe ich ein paar Sachen herausgesucht und ihnen gegeben. Sie haben das noch im Wohnzimmer gemacht, waren dabei aber sehr diskret. Sie haben mich gebeten, aus dem Zimmer zu gehen, als sie meine Frau angezogen und auf die Transportbahre umgebettet haben. Das fand ich gut.
> *Gunnar Wedertz*

Wenn ein Mensch zuhause gestorben ist, benachrichtigen Sie die Hausärztin oder den Hausarzt oder das Palliative Care Team. Ein Arzt muss den Tod bescheinigen und den Totenschein ausstellen.
Erst anschließend wenden Sie sich an das Bestattungsunternehmen. Es ist gut, wenn Sie sich schon vorher darüber Gedanken gemacht und einen Kontakt hergestellt haben. In Deutschland muss der Leichnam in der Regel spätestens 36 Stunden nach dem Tod in eine Leichenhalle oder zu einem Bestattungsunternehmen überführt werden.

Nehmen Sie den Totenschein mit zum Standesamt. Der Totenschein ist Voraussetzung für das Ausstellen einer Sterbeurkunde. Am besten lassen Sie sich die Sterbeurkunde gleich in mehrfacher Ausführung ausstellen. Bestattungsunternehmen können Ihnen den Weg zum Standesamt auch abnehmen.
Klären Sie möglichst bald wichtige Fragen: Möchten Sie, dass eine Anzeige in der Zeitung erscheint? Sollen Trauerkarten gedruckt und verschickt werden? Wie soll das Begräbnis stattfinden und wer soll die Beerdigungszeremonie halten?
Melden Sie das Begräbnis beim Pfarramt an. Nicht nur das Standesamt, auch das Nachlassgericht, die Bank, die Krankenkasse, das Finanzamt, die Versicherungen, der Internet- und Telefonanbieter sowie der Arbeitgeber bzw. die Rentenanstalt müssen über den Tod eines Menschen informiert werden. Allen Benachrichtigungen muss eine Sterbeurkunde beiliegen.

> **TIPP:** Erledigen Sie alle Benachrichtigungen und Kündigungen per Einschreiben und heften Sie die Kopien der Kündigungen in einem Ordner ab. Das erspart Ihnen Zeit, wenn Sie die Kündigung beweisen müssen bzw. der Vertragspartner nicht fristgerecht reagiert. Manche Mobilfunkanbieter akzeptieren kurioserweise den Totenschein nicht als Kündigungsgrund.

Tod und Sterben in den großen Weltreligionen

In jeder Sekunde sterben weltweit zwei Menschen, das sind heute mehr als 56 Millionen Menschen im Jahr. Viele von ihnen vertrauen darauf, dass mit dem Tod das Dasein nicht endgültig beendet ist. Sie glauben daran, dass ihr Geist oder ihre Seele auf irgendeine Weise in einer anderen Welt weiter existieren wird. Das gibt ihnen Trost und Hoffnung. Rund 60% der Bevölkerung beantwortete in einer Umfrage 2013[24] die Frage „Glauben Sie an Gott? " mit „Ja". Der Glaube an ein höheres Wesen – Gott, Allah, Jehowa oder Brahma – nimmt ihnen die Angst vor dem Tod oder mildert sie. Die großen Religionen der Welt geben ihren Gläubigen nicht nur Orientierungen, die ihr Verhalten und Handeln, ihr Denken und Fühlen und ihre Wertvorstellungen prägen, sie bieten auch Unterweisungen und Anleitungen, wie sie den letzten Weg antreten und sich auf den Tod vorbereiten können. Obwohl sich die Zahl der Kirchenaustritte in den letzten Jahren drastisch gesteigert und der Besuch von Gottesdiensten stark zurückgegangen ist, besinnen sich viele Menschen am Ende ihres Lebens auf ihre religiösen Wurzeln und suchen geistlichen Beistand.

Die Geschichte Europas ist eng mit dem Christentum verflochten. Von den rund 80 Millionen in Deutschland lebenden Menschen gehören 29 Millionen der katholischen und 28 Millionen der evangelischen Kirche an. Christen begreifen den Tod und das Sterben als spirituelles Geschehen und glauben,

---

[24] Forschungsgruppe Weltanschauungen Deutschland, Hochrechnung Religionszugehörigkeit 2013.

dass es ein Durchgang zum Leben bei Gott ist. Die christliche Gemeinde ist dazu aufgefordert, Kranken und Sterbenden beizustehen und sie nicht allein zu lassen.

Katholische Sterberiten

Gläubigen Katholiken ist es wichtig, „versehen" zu sein, d.h., die Sakramente der Versöhnung (Beichte), der Krankensalbung und der Wegzehrung (Heilige Kommunion) zu empfangen. Die Krankensalbung kann mehrmals geleistet werden. Sie muss wie die Beichte von einem Priester gespendet werden, die Kommunion hingegen kann jeder Gläubige überbringen.
Wenn möglich werden ein Kreuz, eine Kerze, Weihwasser und ein Glas Wasser für den Empfang der Kommunion auf einem weiß gedeckten Tisch hergerichtet. Familie, Lebenspartner, Freundinnen und Freunde nehmen an dieser Feier teil.
Im Idealfall bleiben sie in körperlichem Kontakt mit dem Sterbenden und beten laut und deutlich; all das vermittelt ihm, dass er nicht allein gelassen ist. Das Vater Unser, ein Ave Maria, ein anderes vertrautes Gebet, Lied oder Worte aus der Bibel können Hilfe und Halt sein. Währenddessen sollte das Kreuzeszeichen auf der Stirn des Sterbenden angedeutet werden. Nach Eintritt des Todes halten Angehörige die Totenwache, während der sie beten und ihrer Trauer Ausdruck geben. In der christlichen Tradition heißt es, dass es drei Tage dauert, bis die Seele sich ganz vom Körper getrennt hat.

Protestantische Traditionen

Die evangelische Aussegnung wird in der Regel von einem Pfarrer oder einer Pfarrerin geführt. Sie kann aber auch von einem Kirchenvorsteher, einem Gemeindeglied oder einer Angehörigen geleitet werden, die sich dafür an Vorschlägen aus dem Evangelischen Gesangbuch orientieren kann. Dazu kann ein Kreuz aufgestellt und Kerzen entzündet werden. Die Anwesenden beten gemeinsam, lesen oder hören ein Zitat aus der Bibel, haben Gelegenheit zur Stille oder für ein letztes Wort, sie halten die Hand des Sterbenden, weinen, klagen, schweigen. Für alles, was zum Abschied nehmen gehört, sollte Zeit und Raum sein. Verstorbene werden noch einmal gesegnet. Dann wird auch ein Segen den Hinterbliebenen zugesprochen.

Tod und Sterben im Islam

In Deutschland leben heute etwa 3,5 Millionen Muslime. Nicht alle sind strenggläubig. Viele praktizieren einen modernen Lebensstil und haben ein distanziertes Verhältnis zu Glaubensgrundsätzen und Vorschriften, wie das auch bei zahlreichen Christen zu beobachten ist.
Im islamischen Kulturkreis erlernen die Menschen den Umgang mit dem Sterben häufig schon in ihrer Kindheit.
Der Tod gilt als die letzte wichtige Erfahrung im irdischen Dasein, er bedeutet die letzte Erfüllung des Lebens und ein gläubiger Muslim, der sich seines Todes gewiss ist, bereitet sich durch das Gebet darauf vor. Er legt sich damit Rechenschaft über das bisherige Leben ab und will im Angesicht des Todes „rein" werden.
Das Gebet ist auch für die Angehörigen von großer Wichtigkeit. Für sie ist es die letzte Möglichkeit, dem Sterbenden die Ehre zu erweisen und von ihm Vergebung für das zu erhalten, was sie an ihm verschuldet haben. Wenn die Zeichen des unmittelbaren Todes deutlich werden, wird die sterbende Person nach Möglichkeit auf die rechte Seite gelagert und es wird dafür gesorgt, dass sie mit dem Gesicht nach Mekka schaut. Dann wird mit sanfter Stimme das Glaubensbekenntnis gesprochen. Die Rezitation des Korans soll bewirken, dass Sterbende, Verwandte und Freunde ihren Kummer und ihre Trauer vergessen. Besonders intensiv und für Muslime sehr wichtig sind Besuche in der letzten Phase des Lebens. Liegt z.B. eine Muslima im Sterben, können die Besuche bis in die Nacht dauern.

Der Verstorbene wird nach Glauben des Volksislam im Jenseits von zwei Engeln nach seinem Glauben befragt: Wer ist dein Gott? Wer ist dein Prophet? Was ist deine Religion? Wohin zeigt deine Gebetsrichtung? Wer diese Fragen richtig beantwortet, wird über eine Brücke gehen und ins Paradies gelangen.

Tod und Sterben im Judentum

Vor der Machtübernahme der Nationalsozialisten 1933 lebten im deutschen Reich eine halbe Million Juden. Nur 20.000 von ihnen überlebten den Holocaust. Heute gibt es in Deutschland wieder mehr als 100 jüdische Gemeinden mit etwa 120.000 Mitgliedern.

Wie in den beiden anderen abrahamitischen Religionen – dem Islam und dem Christentum – glauben auch Juden üblicherweise an die Existenz der Seele und ein Weiterleben nach dem Tod. Allerdings stehen nicht der Tod und das Sterben im Mittelpunkt des jüdischen Glaubens, sondern das Leben im Hier und Jetzt. Dennoch sollen sich Gläubige schon früh geistig mit dem Tod auseinandersetzen, ein Testament machen und ein Grab kaufen. Das Totenhemd schenkt die Braut traditionell ihrem Gatten zur Hochzeit. Für die Angehörigen gehört es zu den wichtigsten Pflichten und Bräuchen, Kranke und Sterbende zu besuchen und ihnen in ihrem Leid beizustehen. Man liest aus der Thora vor und betet für Sterbende. Häufig wird um den Besuch eines Rabbi gebeten. Sterbende bitten im Gebet um die Vergebung ihrer Sünden und bereiten sich so auf den Tod vor. Wenn möglich, segnen gläubige Juden ihre Kinder.

Kurz vor Eintritt des Todes werden Sterbende vom Rabbi oder anderen Anwesenden aufgefordert, das Schuldbekenntnis und das Glaubensbekenntnis „Schma Israel" zu sprechen. Können Sterbende die Worte nicht mehr selbst sprechen, übernimmt diese Aufgabe entweder der Rabbi oder einer der Anwesenden. Verboten ist im Judentum jede Art von Sterbehilfe. Ein berühmtes Beispiel dafür ist Israels früherer Regierungschef Ariel Scharon: Sieben Jahre lang lag er im Koma und wurde bis zu seinem Tod 2014 künstlich ernährt.

Tod und Sterben im Hinduismus

Der Hinduismus entstand vor über 3000 Jahren in Indien und vereint verschiedene religiöse Systeme und Schulen. Er begreift das Leben als einen Kreis fortwährender Wiedergeburten (Reinkarnationen), den ein gläubiger Hindu mit seinem Karma – seinen Taten, seinem Handeln – zu durchbrechen versucht. Je besser das Karma, gutes Handeln also, gewesen ist, desto größer ist die Chance, in einer höheren Stufe des Seins wiedergeboren zu werden. Letzte Stufe und Ziel ist das Erreichen des Nirvana, das Einswerden mit dem Ewigen und Absoluten, einem Zustand des vollkommenen Friedens.
So bedeutet der Tod für Gläubige nicht Verzweiflung, sondern Befreiung und Übergang von einer alten in eine neue Existenz. In Deutschland leben heute etwa 90.000 Hindus. Gläubige ziehen sich zum Sterben von der Öffentlichkeit zurück. Sterbende ertragen ihre Leiden und Schmerzen, schmerzlindernde Mittel lehnen sie in der Regel ab. Daher spielt die Palliativmedizin in Indien kaum eine Rolle. Häufig gibt man Sterbenden Amulette, Gebetskerzen und Bilder der von ihnen verehrten Götter mit auf den Weg.

Tod und Sterben im Buddhismus

250.000 Religionsangehörige zählt die Deutsche Buddhistische Union e.V. hierzulande, mehr als die Hälfte sind zum Buddhismus konvertierte Deutsche. Das Oberhaupt des tibetischen Budhismus, Dalai Lama, gilt als der beliebteste religiöse Lehrer der Welt. Der Tod gilt als Illusion, Zugehörige des Buddhismus glauben an die Wiedergeburt und die Unvergänglichkeit des Bewusstseins. Sie kennen keinen strafenden Gott und weder

Himmel noch Hölle. Der Buddhismus verspricht nicht das ewige Leben, sondern Erlösung durch Selbsterkenntnis; wer sich auf den Tod vorbereitet, erlebt ihn nicht als Niederlage, sondern als Triumph, als krönenden Moment seines Lebens. Manche buddhistische Schulen schicken ihre Nonnen und Mönche in Leichenschauhäuser, um neben den Toten zu meditieren. Der Buddhismus kennt keine einheitlichen Riten und Vorschriften beim Umgang mit Sterbenden. Viel wichtiger ist, dass der Geist des Kranken positiv und friedlich gestimmt ist. Die Gabe von Schmerzmitteln ist in der Regel akzeptiert, solange sie das klare Denkvermögen nicht beeinträchtigen. Vor dem Tod verabreichte Beruhigungsmittel werden oft abgelehnt.

Fragen an ...

Christoph Cless
evangelischer Pfarrer und Seelsorger

Kann ich einen Seelsorger rufen, auch wenn ich aus der Kirche ausgetreten bin?

> Natürlich. Wenn der Betreffende es will, ist ein Besuch bei ihm für mich eine klare Verpflichtung, und zwar unabhängig davon, welcher Konfession oder Religion er angehört und ob er Kirchenmitglied ist oder nicht.

Was, wenn die Familie einen Seelsorger sprechen möchte, aber der Sterbende geistlichen Beistand ablehnt?

> Dann ziehe ich mich selbstverständlich zurück. Aber ich bleibe Ansprechpartner für die Angehörigen, wenn sie für sich selbst diesen Beistand wünschen.

Was können Sie tun, wenn Sterbenskranke nicht mehr in der Lage sind, ihren Willen deutlich zu bekunden?

> Das sind natürlich heikle Situationen. Ich kann mich nicht einfach zu einem Sterbenden, der nicht mehr sprechen oder die Augen öffnen kann, ans Bett setzen und ein Gebet oder einen Psalm sprechen. Ich muss erfragen oder erspüren, ob der Sterbende das wünscht. Wenn er das wünscht, ist es für mich selbstverständlich, seinem Wunsch nachzukommen, auch wenn es die Angehörigen eher ablehnen.

Was kann ich von einem Seelsorger erwarten?

> Die Erwartungen sind höchst unterschiedlich. Manchmal sind sie eher verdeckt, manchmal werden Wünsche tastend oder aber ganz offensiv vorgebracht. Manche Sterbende haben mit ihrem Leben abgeschlossen, ob sie nun „religiös" sind oder nicht. Manche fühlen sich durch die sogenannten letzten Fragen bedrängt: Ist nun alles aus oder erwartet mich Gott und was für ein Gott? Als Seelsorger werde ich von diesen Fragen genauso bedrängt, nicht nur an einem Sterbebett, aber dort ganz sicher. Zu beweisen gibt es ja nichts. Ich kann nur anbieten, mit dem Sterbenden zu teilen, was mich selber immer wieder vertrauen lässt. Das sind Worte, die uns gemeinsam einen Gott bezeugen lassen, der auch in äußerster Schwachheit an unserer Seite ist und uns hoffen macht, dass seine Treue zu uns stärker ist als der Tod.

Was heißt für Sie, Sterbende gut zu begleiten?

> Der Sterbende sollte in eine tragende Beziehung eingebettet werden. Er sollte nicht einsam sterben und sich verlassen fühlen. Angehörige, Freunde, denen er vertraut, oder auch ein Pfarrer sollten ihn begleiten.

Bereuen Sterbende manchmal irgendwelche Dinge? Dass sie vielleicht noch etwas sagen oder loswerden wollen, was die Angehörige nicht zu wissen brauchen?

Manchmal wird der Wunsch geäußert zu beichten. Allerdings wird das Wort „Beichte" in der Regel nicht genannt. Der Wunsch kann ganz indirekt angedeutet werden.

Dazu ein Beispiel. Ich wurde von der Ehefrau eines Sterbenden gerufen, der sich nicht mehr artikulieren konnte und sich unruhig in seinem Bett hin- und her wälzte. Ich glaubte, das Wort Abendmahl verstanden zu haben. Weil ja in der Regel Beichte und Absolution zur Liturgie des Abendmahls dazugehören, vermutete ich, der Sterbende wolle etwas loswerden, das ihn daran hinderte, sein Leben loszulassen. Jedenfalls feierten wir miteinander das Abendmahl. Daraufhin wurde der Mann sichtlich ruhiger. Und eine halbe Stunde, nachdem ich das Haus verlassen hatte, erhielt ich den Anruf, dass er friedlich gestorben war. Er hatte loslassen können. Später habe ich erfahren, dass der Mann eine Schuld aus Kriegszeiten mit sich herumgetragen hat, die er wohl bis dahin verschwiegen hatte.

Gibt es besondere Texte, die Sie in solchen Situationen sprechen?

Meistens ist es der Psalm 23, den jeder aus der älteren Generation noch kennt. „Der Herr ist mein Hirte; mir wird nichts mangeln. Er weidet mich auf grüner Aue und führet mich zum frischen Wasser. Er erquicket meine Seele; er führet mich auf rechter Straße um seines Namens willen. Und ob ich schon wanderte im finstern Tal, fürchte ich kein Unglück, denn du bist bei mir, dein Stecken und Stab trösten mich ..." Wenn ich diesen Psalm spreche und dabei meine Hand auf die des Sterbenden lege, dann merke ich oft, wie sich eine Verkrampfung löst, selbst bei Todkranken, die kaum mehr auf ihre Umwelt reagieren. Dieser vertraute Wortklang scheint offenbar bis ins Unbewusste zu dringen.

Lassen sich Sterbende von Ihnen ohne weiteres ansprechen?

Nicht immer. Manchmal will ein Sterbender nicht von einem Pfarrer angesprochen werden. Früher hatte die Weigerung oft damit zu tun, dass Sterbende an so starken Schmerzen litten, dass ihnen Sprechen oder auch nur Zuhören noch zu einer zusätzlichen Qual wurden. Hier hat die Palliativmedizin enorme Hilfe gebracht. Auch bei einem schweren Krankheitsverlauf sind Sterbende heute meistens so weit von Schmerzen befreit, dass sie in Würde Abschied nehmen können. Dass Menschen unter unerträglichen Schmerzen sterben, habe ich so nicht mehr erlebt.v

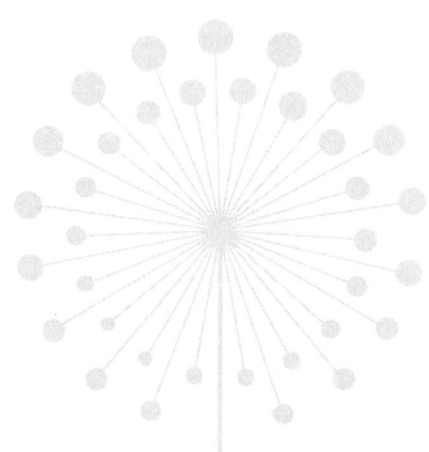

Sterbehilfe

Die Debatte über Sterbehilfe berührt die Grundfragen der menschlichen Existenz. Sie wird nicht nur von Philosophen und Theologinnen, von Soziologen, Medizinern und Juristinnen geführt, sondern ist auch in der Politik heftig umstritten. Es geht um Begriffe wie Menschenwürde und freien Willen, um das Selbstbestimmungsrecht von Patienten und die Aufgaben und Pflichten der medizinischen und pflegerischen Kräfte. Im Zentrum der Diskussion steht die Frage, ob das Recht auf den eigenen Tod mit allgemeinen moralischen Vorstellungen kollidiert. Schließt der Begriff Menschenwürde das Recht ein, über den eigenen Tod entscheiden zu dürfen?
Als Hans Küng bekanntgab, dass er bei drohendem Siechtum seinem Leben mithilfe einer Schweizer Sterbehilfeorganisation ein Ende setzen würde, besetzte das Thema die Schlagzeilen. Ausgerechnet einer der einflussreichsten Theologen und Kirchenkritiker kündigte an, seinen 90. Geburtstag nicht mehr erleben zu wollen. „Ich bin nicht lebensmüde, aber lebenssatt", bekannte der an Parkinson erkrankte und an nachlassender Sehkraft leidende Begründer der Stiftung Weltethos. „Ich verteidige und plane keinen Selbstmord, denn auch am Ende eines Lebens läge Mord nur dann vor, wenn er aus niedriger Motivation, aus Heimtücke und durch Gewalt gegen den Willen des Betroffenen geschieht", argumentierte der 85-Jährige auf einer Tagung der Deutschen Gesellschaft für Humanes Sterben 2013. Der späteste Zeitpunkt für seinen selbst gewählten Tod sei für ihn eine beginnende Demenz.
Die Diskussion um das Thema Sterbehilfe flammt immer wieder auf, etwa als im Jahr 2005 die Eltern der US-Komapatientin Terri Shiavo die künstliche Ernährung ihrer Tochter einstellten oder 2012, als der ehemalige Bundesliga-Torschütze und schwer Krebskranke Tiemo Konietzka im Alter von 75 Jahren sein Leben durch den Medikamententrunk einer Schweizer Sterbehilfeorganisation beendete.

Im Allgemeinen werden vier verschiedenen Arten der Sterbehilfe unterschieden, und zwar aktive Sterbehilfe, Beihilfe zum Suizid, passive Sterbehilfe und indirekte Sterbehilfe.

Bei der *aktiven Sterbehilfe* („Tötung auf Verlangen") handelt es sich um die Herbeiführung des Todes auf ausdrücklichen Wunsch eines Patienten oder einer Patientin. Können sie diesen Wunsch nicht mehr äußern, so kann eine Patientenverfügung ihren Willen bekunden. In der Regel wird der Tod durch eine Überdosis von Narkosemitteln herbeigeführt. Die Tat selbst, so der rechtliche Aspekt, liegt nicht beim Sterbewilligen, sondern bei einer anderen Person. Die aktive Sterbehilfe ist in Deutschland strafbar, auch wenn der Patient ausdrücklich wünscht, dass sein Tod herbeigeführt wird.

Bei der *Beihilfe zum Suizid* hilft eine Ärztin, ein Arzt oder eine andere Person, das Leben zu beenden, indem sie die erforderlichen Medikamente beschaffen. Diese werden von dem Sterbewilligen selbst eingenommen. Die „Tatherrschaft", so der juristische Begriff, liegt also beim Patienten selbst. Die Beihilfe zur Selbsttötung ist in Deutschland nicht strafbar. Sie verstößt jedoch gegen die ärztliche Berufsordnung. Derzeit wird diskutiert, ob die geschäftsmäßige Sterbehilfe per Gesetz verboten werden soll. Eine verbindliche Gesetzgebung steht noch aus.

Die Bundesärztekammer und die Kirchen haben sich gegen die Beihilfe zum Suizid ausgesprochen. In der Schweiz und in den Niederlanden hingegen ist die Beihilfe zum Suizid zulässig, wenn der Wunsch des Patienten eindeutig ist. Auf dieser Grundlage wurden beispielsweise in der Schweiz Sterbehilfeorganisationen gegründet. Diese Vereine verweisen die Sterbewilligen an kooperierende Ärzte, die ihnen nach einem klärenden Gespräch und der Prüfung der Krankenunterlagen ein Rezept für das todbringende Medikament ausstellen.

Bei der *passiven Sterbehilfe* wird auf lebensverlängernde Maßnahmen verzichtet oder sie werden eingestellt. Der Begriff selbst ist missverständlich und unglücklich gewählt. Sinnvoller und treffender wäre, vom „Sterbenlassen" zu reden. Um ein leid- und qualvolles Sterben nicht zu verlängern, wird die medizinische Behandlung durch künstliche Ernährung oder

Beatmung abgebrochen und auf jegliche Form der Wiederbelebung verzichtet. In einer Umfrage des Instituts für Demoskopie Allensbach aus dem Jahr 2008 sprachen sich 72% der Befragten für die Gewährung von passiver Sterbehilfe aus. Sie ist gesetzlich zulässig, wenn sie dem Willen des Patienten entspricht.

Mit dem Begriff *indirekte Sterbehilfe* bezeichnet der Gesetzgeber das Sterben, das durch Nebenwirkung bestimmter, meist schmerzlindernder Medikamente hervorgerufen wird. Die Intention ist hier jedoch die Linderung von Beschwerden und damit nicht auf das Herbeiführen des Todes gerichtet, er wird in Kauf genommen. In der Praxis kommt dies häufig vor und es gibt grundsätzlich weder juristische, ethische noch kirchliche Bedenken.

Pro und Contra – gängige Argumente

 FÜR STERBEHILFE[25]
spricht, dass jeder Mensch das Recht hat, selbst zu bestimmen, wann er sterben will. Ein sich lange hinziehendes Leiden und schwere Qualen werden von vielen als nicht human empfunden. Damit ist die Annahme verbunden, dass ein Mensch, der lange im Dämmerzustand vor sich hinvegetiert, seine Würde und den Respekt verliert, die ihm zu Lebzeiten entgegengebracht wurden.
Als weiteres Argument für die Legalisierung der Sterbehilfe wird geäußert, dass sie unmenschliche und verzweifelte Arten der Selbsttötung verhindern würde. Menschen würden sich nicht mehr erhängen, vor einen Zug werfen oder gezielt einen Autounfall herbeiführen. Den Angehörigen bliebe eine Traumatisierung erspart.
Die Verlängerung des Lebens um jeden Preis führt zu enormen Kosten im Gesundheitswesen. Ein Mensch, so lauten Berechnungen, verbraucht in seinen letzten 180 Lebenstagen drei Viertel der Krankenkassenbeträge, die er in seinem gesamten Leben bezahlt hat. Dieses Geld könnte nach Überlegungen einiger Befürworter einer Legalisierung der Sterbehilfe sinnvoller in Pflege- und Hospizarbeit investiert werden.

 GEGEN STERBEHILFE[25]
spricht, dass die moderne Palliativmedizin heute schmerzfreies Sterben weitgehend ermöglicht. „Unsere Position ist eindeutig: Als Sterbehelfer stehen wir nicht zur Verfügung", betonte der Präsident der Bundesärztekammer Frank Ulrich Montgomery 2012.
Gegner einer Legalisierung befürchten, Alte und Kranke könnten sich dem Druck der Angehörigen ausgesetzt fühlen, ihr kostspieliges und zeitraubendes Sterben abzukürzen.
Dagegen spricht weiter, dass durch sie die letzten Bereiche des menschlichen Daseins dem Diktat der Ökonomie unterworfen und Sterben zum Geschäft werden kann.
Schließlich führen nicht nur die Kirchen das Argument an, dass es dem Menschen nicht zusteht, über Leben und Tod zu entscheiden.

---

25 Im Sinne von „Tötung auf Verlangen" oder „Beihilfe zum Suizid".

Wenn die Versorgung zuhause nicht möglich ist

Schwierig wird es zuhause, wenn jemand alleine wohnt oder wenn die Familienverhältnisse kompliziert sind oder wenn beispielsweise bei einem Schwächeanfall niemand weiß, wie er helfen soll. Zwar entscheidet letztlich der Patient selbst, was er möchte. Aber nach manchen Hausbesuchen habe ich ein ungutes Gefühl.

PALLIATIVÄRZTIN DR. STEFANIE WAGNER

Traditionelle Familienstrukturen sind heute seltener geworden, in der Arbeitswelt ist Mobilität gefragt, Kinder leben oft weit entfernt von ihren Eltern und immer mehr Menschen wohnen in Einzelhaushalten. Oft sind Angehörige nicht bereit oder in der Lage, einen Sterbenden zu begleiten. Häufig lässt sich die Pflege eines Angehörigen nicht mit ihrer beruflichen Tätigkeit vereinbaren.

Die häusliche Versorgung ist aufwendig, sie erfordert viel Engagement, Opferbereitschaft und Verständnis von allen Beteiligten. Sie muss nicht in allen Fällen die beste Lösung sein. Nicht selten äußern Schwerkranke noch kurz vor ihrem Tod den Wunsch, ihre letzten Stunden in einem Hospiz zu verbringen. Die Gründe dafür sind vielfältig: Sie möchten lieber an einem neutralen Ort sein, die Familie nicht belasten oder sie leben alleine und möchten jemanden im Nachbarzimmer wissen.

Zuhause Sterben ist durch ambulante medizinische und pflegerische Versorgungsstrukturen, durch Ehrenamtliche des Hospizdienstes oder Nachbarschaftshilfe theoretisch zwar auch in einem Singlehaushalt möglich, aber manchmal ist ein Hospiz einfach sinnvoller.

Alternative: Das Hospiz

> Es geht hier um sehr individuelle Entscheidungen und es steht mir nicht zu, anderen Menschen Vorschläge für ihr Leben oder ihr Sterben zu machen. In meiner anwaltlichen Beratung zur Patientenverfügung bin ich Mandanten begegnet, oft Frauen, die Stille nur schwer ertragen und sich deshalb für ihre letzten Tage für ein Hospiz entscheiden, weil sie sich nach einer Stimme auf dem Flur und nach Kontakt zu verschiedenen Menschen sehnen. Andere möchten ihren Familienangehörigen nicht zur Last fallen und wählen daher ganz bewusst ein Hospiz. Es gibt viele hervorragende Hospize in Deutschland. Auch in Hospizen wird übrigens spezialisierte ambulante Palliativversorgung erbracht, sollte dies notwendig werden. So sieht es das Gesetz vor.
> *Henrike Korn, Rechtsanwältin*

In einem Hospiz werden Sterbende „Gäste" genannt. Rund um die Uhr sind Menschen präsent, die sich dafür einsetzen, Sterbende und ihre Nahestehenden durch die Phase des Abschieds zu begleiten. Manche Hospize sind ärztlich geleitet, andere sind in der Trägerschaft von Stiftungen, Kirchen oder gemeinnützigen Organisationen. Diese greifen für die medizinische Versorgung auf niedergelassene Ärzte und ambulante Pflegedienste zurück.

> Für ein Hospiz spricht, dass heute immer weniger Menschen in der letzten Phase des Lebens von Nahestehenden begleitet werden können. Angehörige wohnen oft weit entfernt. Deshalb sind Menschen in der letzten Phase ihres Lebens – meistens sind das Tumorkranke – sehr oft angewiesen auf die Hilfe anderer Menschen. Viele Patienten kann ich nur in einem Hospiz angstfrei und schmerzfrei in den Tod begleiten.
> *Palliativarzt Dr. Hans-Jörg Hilscher*

In Deutschland gibt es etwa 200 stationäre Hospize[26]. Das erste deutsche Hospiz wurde 1986 in Aachen eröffnet, das erste Kinderhospiz 1998. In der Regel gilt in Hospizen weltweit dasselbe Prinzip: Die Wünsche der Gäste stehen im Vordergrund, vor allem ihr Bedürfnis, letzte Dinge zu regeln, über den Tod und das Danach zu sprechen und ohne körperliche Schmerzen und Beschwerden in Anwesenheit vertrauter Personen zu sterben.

Die Aufnahme in ein Hospiz ist in § 39a Sozialgesetzbuch V gesetzlich geregelt. Es gelten folgende Kriterien:
- unheilbare Erkrankung in weit fortgeschrittenem Stadium,
- begrenzte Lebenserwartung von wenigen Wochen oder Monaten,
- Notwendigkeit von palliativmedizinischer und -pflegerischer Versorgung.

Im besten Fall haben Sie Gelegenheit, sich das Hospiz in Ihrer Nähe vorher persönlich anzuschauen. Vereinbaren Sie ein Beratungsgespräch und formulieren Sie Ihre Wünsche. Für manche Menschen ist es wichtig, dass sie ihr Zimmer frei gestalten oder dass Nahestehende auch einmal über Nacht bleiben können. Erfragen Sie in jedem Fall, ob eine spontane Aufnahme möglich ist. Wird der Patient bereits durch einen ambulanten Hospizdienst versorgt, kommen deren Ehrenamtliche auch in das Hospiz.

Die Notwendigkeit eines Aufenthalts im Hospiz muss durch einen Arzt bzw. eine Ärztin bestätigt werden. Ein Hospizplatz muss nicht bei der Krankenkasse beantragt werden. Das Hospiz schickt die ärztliche Bestätigung an die Krankenkasse, die dann in der Regel die Kosten übernimmt.

Die Finanzierung von Hospizarbeit durch die Krankenkassen ist gesetzlich geregelt. Wer sich für ein Hospiz entscheidet, muss – wie zuhause auch – lediglich den Eigenanteil der Medikamente bezahlen.

---

26 Quelle: Deutscher Hospiz- und Palliativ Verband e.V., Juli 2014.

Manchmal soll ein Hospizaufenthalt Angehörige vorübergehend entlasten und Schwerkranke werden anschließend wieder nach Hause entlassen. Diese Möglichkeit nutzen vor allem Familien mit einem sterbenskranken Kind.

Ein Hospizaufenthalt kommt auch infrage, wenn Patienten aus dem Krankenhaus entlassen werden, aber noch nicht nach Hause gebracht werden können, weil beispielsweise das Krankenzimmer in der Wohnung noch vorbereitet werden muss.

Die Kosten für Hospize werden zu 90% von den Krankenkassen getragen, die restlichen 10% müssen über Spenden finanziert werden. Ehrenamtliches bzw. freiwilliges Engagement ist in Hospizen besonders vertreten. In ländlichen Regionen ist das Spendenaufkommen meist geringer als in Ballungsgebieten. Hospize in ländlichen Gebieten sind deshalb oft finanziell schlechter ausgestattet und viele können kein auf Abruf bereitstehendes Zimmer zur Verfügung stellen. Sie führen Wartelisten.

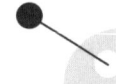

WICHTIG: Weil viele Hospize Wartelisten führen, ist es sinnvoll, sich vorsorglich anzumelden, auch wenn Sie das Angebot dann aus irgendwelchen Gründen doch nicht nutzen wollen.

Weitere Alternativen

Die *Palliativstation* in einem Krankenhaus ist eine gute Hilfe für akute Krisensituationen, aber keine grundsätzliche Alternative zum begleiteten Sterben zuhause. In einer Palliativstation werden Sterbende wie generell in deutschen Krankenhäusern nur akut behandelt und begleitet mit dem Ziel, anschließend verlegt oder entlassen zu werden.

Die meisten Menschen in Deutschland sterben noch immer in einem *Pflegeheim* oder im *Krankenhaus*, obwohl die wenigsten dort sterben wollen. Natürlich ist auch in einem Pflegeheim oder im Krankenhaus würdevolles Sterben möglich und fast immer besteht eine Möglichkeit, dass sich Angehörige, Lebenspartner, Freundinnen und Freunde von Sterbenden verabschieden können. Häufig ist jedoch vonseiten der Angehörigen einiges an Eigeninitiative erforderlich, um die Wünsche des Sterbenden möglichst weit zu erfüllen.

Ich habe es durch meine Bemühungen ja tatsächlich geschafft, dass meine Mutter drei Wochen vor ihrem Tod in ein stationäres Hospiz verlegt wurde. Meine Mutter hat sich dort mit dem weiteren Fortschritt der Erkrankung arrangiert, sie hat sich auf den Tod einlassen können. Wir konnten auch Abschied nehmen, das war sehr wichtig für mich, weil ich dann auch einen Abschluss damit haben konnte. Meine Mutter hat noch mitbekommen, dass ich mich für sie einsetze, dass ich für sie kämpfe. Ich habe ihr damals auch gesagt, ich werde diesen Kampf weiterführen, für andere Menschen.
Mark Castens

Bis sich gesellschaftliche Strukturen einer Gesetzgebung oder einem Wandel anpassen, dauert es erfahrungsgemäß eine längere Zeit.
Wenn Angehörige feststellen müssen, dass sie sich trotz Mühe einem Schwerkranken den Wunsch, zuhause zu sterben nicht ermöglichen können, reagieren sie häufig mit Schuldgefühlen. Vergessen Sie dann nicht, Sie haben versucht, Ihr Bestes zu geben! Egal aus welchen Gründen die Versorgung zuhause nicht stattfinden konnte, besinnen Sie sich darauf: die Mehrheit gibt als größten Wunsch für ihr Lebensende an, dass körperlich belastende Symptome wie Schmerzen, Luftnot und Übelkeit so gut wie irgend möglich gelindert werden. Erst an zweiter Stelle steht der gewünschte Ort des Sterbens.

Häufig gestellte Fragen

Wo erfahre ich, welche Versorgung an meinem Wohnort möglich ist und wer sie leistet?
Ansprechpartner sind: Hausarzt, ambulanter Hospizdienst, örtliches Krankenhaus, Pflegestützpunkt oder Beratungsstellen (siehe Kapitel „Die Versorgung durch Palliativmedizin und Palliativpflege, S. 36). Ganz einfach können Sie auch in den Datenbanken im Internet selbst recherchieren (siehe Anhang S. 167).

Was muss ich bei welcher Kasse beantragen?
Die Sachbearbeiterin bzw. der Sachbearbeiter Ihrer Krankenkasse oder beim BMG-Beratungstelefon gibt Ihnen erste Hinweise auf dem Weg durch den Formulardschungel. (Siehe Kapitel „Was muss ich jetzt organisieren?", S. 24.) Generell gilt: Die Krankenkasse bezahlt die medizinische Behandlungspflege und bei Rezept Heilmittel und Hilfsmittel. Eine Pflegestufe müssen Sie beim Medizinischen Dienst Ihrer Krankenkasse beantragen. Sobald eine Pflegestufe da ist, bezahlt die Pflegekasse z.B. Zuschüsse zum Umbau der Wohnung (siehe Kapitel „Was muss ich jetzt organisieren?", S. 24), Pflegegeld für pflegende Angehörige (siehe Kapitel „Herausforderungen bei Pflege durch Angehörige, S. 66), sowie Grundpflege und Pflegehilfsmittel.

Woher weiß ich, welche Pflege die Kasse bezahlt?
Es gibt Grundpflege (Waschen, Ankleiden) und Behandlungspflege (Wunden, Symptomkontrolle), die bei Bedarf auch von qualifizierten ambulanten Palliativpflegekräften durchgeführt wird. Ob ein Pflegedienst einmal die Woche oder mehrmals am Tag kommt, bestimmt die Pflegestufe. Wenn Sie von einem Palliative Care Team versorgt werden, kann es sein, dass für die

Grundpflege noch eine weitere ambulante Pflegekraft hinzugezogen wird. (Siehe Kapitel „Der ambulante Pflegedienst, S. 53.)

Wer liefert Hilfsmittel wie Pflegebett oder Rollstuhl?
Sobald Sie eine Pflegestufe haben, können Sie Hilfsmittel bei Ihrer Pflegeversicherung beantragen. Ob das formlos geht, oder ob Sie einen Antrag stellen müssen, obliegt der jeweiligen Kasse. Am besten, Sie rufen dort an. Sobald die Genehmigung vorliegt, müssen Sie nichts mehr unternehmen, dann wird z.B. das Pflegebett von einem Lieferdienst gebracht. (Siehe Kapitel „Was muss ich jetzt organisieren?" S. 24.)

Was mache ich bei einem Ablehnungsbescheid oder wenn ich mit der Pflegestufe nicht einverstanden bin?
Legen Sie Widerspruch ein (siehe „Musterbrief für einen Widerspruch" S. 73) und besprechen Sie Ihre Situation mit Ihrem Arzt. Wenden Sie sich, wenn Sie nicht weiterkommen, an eine Beratungsstelle oder ein Selbsthilfenetzwerk (Adressen S. 167).

Welche Möglichkeiten gibt es für pflegende Angehörige?
Sie können eine Familien-Pflegezeit beantragen sowie eine unbezahlte Pflegezeit. Für kurzfristige Pflege haben Sie Anspruch auf zehn Tage Sonderurlaub. Wer die Pflege selbst übernimmt, aber eine zeitlang verhindert ist, kann Verhinderungspflege beantragen. (Siehe Kapitel „Möglichkeiten für Berufstätige: Pflegezeit" S. 68.)

Was können pflegende Angehörige tun, wenn sie merken, dass sie ans Ende ihrer Kräfte geraten?
Suchen Sie sich frühzeitig Hilfe bei einem ambulanten Hospizdienst, lagern Sie Aufgaben wie Waschen und Kochen aus, organisieren Sie einen Vorlesedienst oder Nachbarschaftshilfe und schaffen Sie sich Zeit für sich (siehe „Entlastung und Hilfe für Begleiter" S. 128). Nehmen Sie sich mal „frei", um sich zu erholen oder nehmen Sie eine zeitlang bezahlte Verhinderungspflege in Anspruch (siehe Kapitel „Möglichkeiten für Berufstätige: Pflegezeit" S. 68).

Wo finde ich eine Pflegekraft aus dem Ausland?
Verbraucherschützer empfehlen, die Dienste der Zentralen Auslands- und Fachvermittlung der Arbeitsagentur in Anspruch zu nehmen. Bei der Bundesagentur für Arbeit bekommen Sie den erforderlichen Arbeitsvertrag. (Siehe Kapitel „Eine Pflegekraft aus dem Ausland" S. 69.)

Welche Angelegenheiten sollte ich jetzt regeln?
Eine Patientenverfügung kann jetzt sogar wichtiger sein als ein Testament, erstellen Sie sie immer zusammen mit einer Vorsorgevollmacht und Betreuungsverfügung. Benutzen Sie dafür auf keinen Fall vorgefertigte Formulare zum Ankreuzen. (Siehe Kapitel „Patientenverfügung, Vorsorgevollmacht und Betreuungsverfügung" S. 100.)

Kann ich eine (unnötige) Krankenhauseinweisung am Lebensende vermeiden?
Bereiten Sie sich gut darauf vor, welche körperlichen Symptome im Sterbeprozess auftreten können. (Siehe Kapitel „Wie erkennen Anwesende die Sterbephase?" S. 120.) Wenn Sie in dem Fall, dass sich Ihr Gesundheitszustand rapide verschlechtert, eine Einweisung ins Krankenhaus vermeiden wollen, erstellen Sie zusammen mit Ihrem Arzt ein Schriftstück für den Rettungsdienst. (Siehe Kapitel „Die plötzliche Krise" S. 131.)

Was tue ich, wenn die häusliche Versorgung unmöglich ist?
Wenn die Betreuung zuhause aus verschiedenen Gründen nicht möglich sein sollte, bemühen Sie sich um einen Hospizplatz. Melden Sie sich vorsorglich bei einem Hospiz an, denn Hospize führen Wartelisten. (Siehe Kapitel: „Alternative: Das Hospiz" S. 160.)

Wie kann ich einem Schwerkranken eine Freude machen?
Kochen Sie die Leibspeise, fragen Sie ganz konkret, welche Aufgabe Sie übernehmen können, bieten Sie an, gemeinsam eine Entspannungstechnik zu praktizieren, machen Sie eine Freude mit einer Streichelmassage oder seien sie einfach „da". (Siehe Kapitel „Für Leib und Seele" S. 122.)

Links, Adressen und Buchtipps

Links und Adressen

ANLAUFSTELLEN MIT
HILFSANGEBOTEN

**Deutscher Hospiz- und
PalliativVerband e.V. (DHPV)**
Aachener Straße 5
10713 Berlin
Tel.: 030 / 82 00 758-0
www.dhpv.de

Auf den Internetseiten der
**Deutschen Gesellschaft für
Palliativmedizin** finden Sie Studien
zum Thema Palliativmedizin sowie
Adressen von Palliativstationen und
ambulanten Diensten:

**Deutsche Gesellschaft für
Palliativmedizin (DGP)**
Aachener Str.5
10713 Berlin
Tel.: 030 / 30 10 100 0
www.dgpalliativmedizin.de

Deutsche Palliativstiftung
Am Bahnhof 2
36037 Fulda
Tel.: 0661 / 4804 9797
www.palliativstiftung.de

Das **Palliativ-Portal** bietet eine
bundesweite Datenbank mit Palliativärzten, ambulanten Diensten oder
Palliative Care Teams. Sie finden auch
ausführliche Informationen zum
Thema Palliativ- und Hospizversorgung, Gesetzestexte, Literatur und
Medientipps: www.palliativ-portal.de

HILFE BEI KREBS

Deutsche Krebshilfe e.V.
Informations- und
Beratungsdienst
Buschstraße 32
53113 Bonn
Tel.: 0228 / 7 29 90–0
www.krebshilfe.de

Hier ist ebenfalls die Stiftung der
Deutsche Kinderkrebshilfe e.V.
angesiedelt.
Tel.: 0228 / 729 90-95

Krebs-Patienten, Angehörige bzw.
Familien, die unverschuldet in
finanzielle Not geraten sind, können
beim **Härtefonds der Deutschen
Krebshilfe e.V.** kurzfristig Hilfe
beantragen.

**Deutsche Arbeitsgemeinschaft
für Psychosoziale Onkologie e.V.**
U.a. eine Datenbank mit Adressen
von Psychotherapeuten, Ärzten,
Sozialarbeitern und anderen
Berufsgruppen: www.dapo-ev.de

Der **Krebsinformationsdienst** des Deutschen Krebsforschungszentrums ist Ansprechpartner für alle Ratsuchenden mit Fragen zum Thema Krebs:

Deutsches Krebsforschungszentrum
Tel.: 0800 / 420 30 40
(täglich von 8.00 bis 20.00 Uhr, kostenfrei aus dem deutschen Festnetz) oder 06221 / 999 8000 (kostenpflichtig)
www.krebsinformationsdienst.de

Informationen speziell für **krebskranke Kinder und Jugendliche**:
www.kinderkrebsinfo.de

HOSPIZE UND AMBULANTE HOSPIZDIENSTE

Im Internet finden Sie eine Liste vom **DHPV** mit allen Hospizeinrichtungen in Deutschland:
www.wegweiser-hospiz-und-palliativmedizin.de

Der überkonfessionelle Verein **OMEGA** vermittelt Ehrenamtliche der Hospizarbeit. Auf den Internetseiten finden Sie viele Literaturtipps zum Thema Sterben und Tod:

OMEGA e.V.
Bundesgeschäftsstelle
Dickampstr. 12
45879 Gelsenkirchen
www.omega-ev.de

PATIENTENBERATUNG UND PFLEGESTÜTZPUNKTE

Der **VdK** leistet Patientenberatung. Die Telefonnummern der Landesverbände finden Sie auf der VdK Internetseite.

Sozialverband VdK Deutschland e.V.
Linienstr. 131
10115 Berlin
www.vdk.de

In mehr als 20 Städten gibt es **UPD**-Beratungsstellen:

Unabhängige Patientenberatung Deutschland UPD gemeinnützige GmbH
Bundesgeschäftsstelle
Littenstraße 10
10179 Berlin
www.patientenberatung.de

Beratung gibt es unter den kostenfreien (aus dem deutschen Festnetz) UPD-Telefonnummern:
0800 / 0 11 77 22 (Deutsch)
0800 / 0 11 77 23 (Türkisch)
0800 / 0 11 77 24 (Russisch)
Onlineberatung: info@upd-online.de

Eine Datenbank mit den Pflegestützpunkten in Deutschland bietet das Zentrum für Qualität in der Pflege an. Bei den Pflegestützpunkten beraten Sie Mitarbeiter der Krankenkassen:

Zentrum für Qualität in der Pflege
Reinhardtstraße 45, Reinhardthöfe
10117 Berlin
Tel.: 030 / 27 59 395 0
Direkt zur Datenbank:
www.psp.zqp.de

Über die einheitliche **Behördenrufnummer 115** erhalten alle Bürgerinnen und Bürger in Deutschland Informationen zu kommunalen, Landes- und Bundesthemen. Beim **Bundesministerium für Gesundheit** (BMG) gibt es außerdem das

BMG-Bürgertelefon zur Krankenversicherung
Tel.: 030 / 340 60 66 – 01

BMG- Bürgertelefon zur Pflegeversicherung
Tel.: 030 / 340 60 66 – 02

Bundesministerium für Gesundheit (BMG)
Friedrichstraße 108
10117 Berlin
www.bmg.bund.de

Eine Datenbank mit Pflegeberater und Pflegesachverständigen, die kostenpflichtig beraten und Gutachten erstellen:

Bundesverband unabhängiger Pflegesachverständiger und PflegeberaterInnen e.V.
Hauptstraße 81
42349 Wuppertal
www.bvpp.org

ARZNEIMITTELBERATUNG

In Zusammenarbeit mit der medizinischen Fakultät der Universität Dresden berät der **UPD**-Arzneimitteldienst kostenfrei (aus dem deutschen Festnetz) zu allen Fragen der Arzneimittelanwendung und Arzneitherapie:

Institut für Klinische Pharmakologie | Arzneimittelberatungsdienst
Medizinische Fakultät
Carl Gustav Carus
Technische Universität Dresden
Fiedlerstraße 27
01307 Dresden
Tel.: 0800 / 0 11 77 25

ANTHROPOSOPHISCHE HEILKUNST

Bei der „**Hotline Anthroposophische Medizin**" werden Fragen nach anthroposophischen Ärzten, Therapeuten und Kliniken beantwortet. Die Internetseite listet Ärzte und Kliniken auf:

gesundheit aktiv | anthroposophische heilkunst e.v.
Gneisenaustraße 42
10961 Berlin
Tel.: 030 / 695 68 72 -0
www.gesundheit-aktiv.de

Hotline Anthroposophische Medizin
Tel.: 01803 / 30 50 55
(0,09€/min./Festnetz)

PATIENTENRECHTE

www.bmjv.de (suchen nach „Patientenrechte") Am 26.2.2013 ist das neue Patientenrecht in Kraft getreten. Inhalt und Neuregelungen finden Sie auf der Homepage des Bundesministeriums für Justiz und Verbraucherschutz. Auf der Unterseite „Patientenrechte" lässt sich ein Ratgeber herunterladen.

Die Stiftung Patientenschutz bietet telefonische Patientenberatung durch Pflegeexperten, Juristen und Seelsorger und versteht sich auch als Beschwerdestelle:

Deutsche Stiftung Patientenschutz
Europaplatz 7
44269 Dortmund
Patientenschutztelefon:
Dortmund: 0231 / 7380730
Berlin: 030 / 28444840
München: 089 / 2020810
www.stiftung-patientenschutz.de

SELBSTHILFEGRUPPEN UND BÜRGERSCHAFTLICHES ENGAGEMENT

Dachorganisation für Selbsthilfegruppen:
BAG SELBSTHILFE e. V.
Kirchfeldstr. 149
40215 Düsseldorf
Tel.: 0211 / 310 06-0
Internet: www.bag-selbsthilfe.de

Nationale Kontakt- und Informationsstelle zur Anregung und Unterstützung von Selbsthilfegruppen. Auf der Internetseite können Sie nach regionalen Gruppen suchen.

NAKOS
Otto-Suhr-Allee 115
10585 Berlin-Charlottenburg
Tel.: 030 / 31 01 89 60
www.nakos.de

Kassenärztliche Bundesvereinigung
Herbert-Lewin-Platz 2
10623 Berlin
Tel.: 030 / 4005-0
www.kbv.de

Mark Castens setzt sich seit Jahren für den Ausbau von Hospizen in Deutschland ein:

Mark Castens
Nordstraße 77A
26939 Ovelgönne
Tel.: 04480 / 94 89 46
Mail: Mark.Castens@gmx.de
www.facebook.com/
Hospizversorgung

Werner Schell engagiert sich mit seiner Initiative für pflegebedürftige Menschen:

Pro Pflege – Selbsthilfenetzwerk
Werner Schell
Harffer Straße 59
41469 Neuss
Tel.: 02131 / 150 779
Mail: team@wernerschell.de
www.pro-pflege-selbsthilfenetzwerk.de

Auf der Homepage des Palliativmediziners Prof. Dr. med. Christoph Student finden sich viele Texte und Links zu den Themen Sterbebegleitung, Hospiz-Bewegung, Trauer, Patientenverfügung und Sterbehilfe:

Deutsches Institut für Palliative Care (DIfPC)
Prof. Dr. med. Christoph Student
St. Gallener Weg 2
79189 Bad Krozingen
Tel.: 07633 / 406 55 59
www.christoph-student.de

Pflege-Selbsthilfeverband e.V.
Am Ginsterhahn 16
53562 St. Katharinen
Tel.: 0 26 44 / 36 86
www.pflege-shv.de

ANLAUFSTELLEN FÜR FAMILIEN MIT EINEM SCHWERSTKRANKEN KIND

Kinderpalliativzentrum Datteln e.V.
an der Vestischen Kinder- und Jugendklinik Datteln
Dr. Friedrich-Steiner-Str. 5
45711 Datteln
Tel.: 02363 / 975-795
www.kinderpalliativzentrum.de

Unter derselben Adresse finden Sie das Deutsche Kinderschmerzzentrum:

Deutsches Kinderschmerzzentrum
Tel.: 02363 / 975-795
www.deutsches-kinderschmerzzentrum.de

Deutscher Kinderhospizverein e.V.
Bruchstraße 10
57462 Olpe
Tel.: 02761 / 941290
www.deutscher-kinderhospizverein.de

Eine Liste von Kinderhospizen verschickt auf Anfrage:

Bundesverband Kinderhospiz e.V.
Schloss-Urach-Str. 4
79853 Lenzkirch
Tel.: 07653 / 375 99 72
www.bundesverband-kinderhospiz.de

Informationen zu Krankheitsbildern, insbesondere Schmerzen:

eigenes leben e.V.
c/o Vestische Kinder- und Jugendklinik Datteln
Dr.-Friedrich-Steiner-Str. 5
45711 Datteln
Tel.: 02363 / 975-767
www.eigenes-leben-ev.de

Kindgerechtes Informationsportal (ab 8 Jahren) für Fragen zu Gesundheit und Krankheit:
www.medizin-fuer-kids.de

SELBSTHILFEGRUPPEN FÜR KINDER, JUGENDLICHE UND IHRE FAMILIEN

Gesprächskreise für Geschwisterkinder und Eltern, Freizeitangebote und Veranstaltungen:

buss-Kinder e. V.
Familienkreis behinderter und schwerkranker, sterbender Kinder
Planegger Str. 9
82110 Germering
Tel.: 089 / 84 93 62 18
www.buss-kinder.de

Internet-Projekt mit Kontaktbörse für krebskranke Kinder, Jugendliche und deren Familien:
www.onko-kids.de

SELBSTHILFEGRUPPEN FÜR TRAUERNDE ELTERN UND GESCHWISTER

Bundesverband Verwaiste Eltern und trauernde Geschwister in Deutschland e.V.
Roßplatz 8a
04103 Leipzig
Tel.: 0341 / 94 68 884
www.veid.de

Bundesverband Bunter Kreis e.V.
Stenglinstr. 2
86156 Augsburg
Tel.: 0821 / 400 4840
www.bunter-kreis-deutschland.de

SORGENTELEFON

Telefonseelsorge der christlichen Kirchen (kostenfrei aus dem deutschen Festnetz)
Tel.: 0800 / 111 0 111 (evangelisch)
Tel.: 0800 / 111 0 222 (katholisch)

Muslimisches Seelsorgetelefon
Tel.: 030 / 443 509 821

PATIENTENVERFÜGUNG

www.bmjv.de (suchen nach „Patientenverfügung"). Auf der Homepage des Bundesministeriums für Justiz und Verbraucherschutz findet sich auf der Seite „Betreuungsrecht/Patientenverfügung/Vorsorgevollmacht" u.a. eine hilfreiche Broschüre zum Herunterladen sowie Textbausteine für die Patientenverfügung.

„Vorsorge für Unfall, Krankheit und Alter durch Vollmacht, Betreuungsverfügung, Patientenverfügung", Broschüre vom Bayerischen Staatsministerium der Justiz.

Sie können die Broschüre unter www.justiz.bayern.de kostenlos als pdf-Dokument (Rubrik Broschüren/Justiz) herunterladen und für den privaten Gebrauch ausdrucken oder im Buchhandel unter der ISBN 978-3-406-65433-6, Verlag C.H.Beck, zum Preis von 4,90 € kaufen.

Bundesnotarkammer, Zentrales Vorsorgeregister
Postfach 080151
10001 Berlin
www.vorsorgeregister.de.

STERBEHILFE

Zum Thema Sterbehilfe gibt es ein umfassendes Dossier der **Bundeszentrale für politische Bildung**. Sie können es kostenfrei herunterladen. www.bpb.de (suchen nach „Sterbehilfe")

Die **Deutsche Gesellschaft für Humanes Sterben e.V.** setzt sich für eine Liberalisierung der Sterbehilfe in Deutschland ein.

Deutsche Gesellschaft für Humanes Sterben e.V. (DGHS)
Kronenstr. 4
10117 Berlin
Tel: 030 / 21 22 23 37-0
Internet: www.dghs.de

PFLEGE

Pflege-Charta der Bundesregierung
www.pflege-charta.de

PFLEGEHILFEN AUS DEM AUSLAND

Die **Verbraucherzentrale NRW** hat Wissenswertes zu Pflegehilfen aus dem Ausland zusammengestellt. Die wichtigsten Voraussetzungen für eine legale Beschäftigung gibt es auf der Internetseite kostenfrei zum Herunterladen:

Verbraucherzentrale Nordrhein-Westfalen e.V.
Mintropstr. 27
40215 Düsseldorf
Tel: 0211 / 38 09 0
www.vz-nrw.de/pflegehilfen

ANLAUFSTELLEN IN ÖSTERREICH UND DER SCHWEIZ

Österreichische Palliativgesellschaft (OPG)
Universitätsklinik für
Innere Medizin 1
Währinger Gürtel 18-20
1090 Wien
Tel: + 43(0) 1 40400 27520
www.palliativ.at

Schweizerische Gesellschaft für Palliative Medizin, Pflege und Begleitung
Bubenbergplatz 11
3011 Bern
Tel.: +41(0) 44 240 16 21
www.palliative.ch

Buchtipps

Christoph Schlingensief: So schön wie hier kanns im Himmel gar nicht sein! Kiepenheuer und Witsch, Köln 2009.

Georg Dietz: Der Tod meiner Mutter. Kiepenheuer und Witsch, Köln 2009.

Bartholomäus Grill: Um uns die Toten. Meine Begegnung mit dem Sterben. Siedler, München 2014.

Petra Anwar, John von Düffel: Geschichten vom Sterben. Piper, München 2013.

Tilman Jens: Demenz: Abschied von meinem Vater. Gütersloher Verlagshaus, Gütersloh 2008.

Jürgen Domian: Interview mit dem Tod. Gütersloher Verlagshaus, Gütersloh 2012.

Eckhart Tolle: Stille spricht. Wahres Sein berühren. Arkana, München 2003.

Dorothea Mihm, Annette Bopp: Die sieben Geheimnisse guten Sterbens. Erfahrungen einer Palliativschwester. Kailash, München 2014.

Erica Meli: Ich halte Deine Hand. Von einem geliebten Menschen Abschied nehmen. Aquamarin, München 2011.

Susanne Jung: Besser leben mit dem Tod. Oder wie ich lernte, Abschied zu nehmen. Klett-Cotta, Stuttgart 2013.

Sabine Lenz: Die Fähigkeit zu Sterben. Meine psychologische Arbeit mit Krebskranken. Rohwolt Verlag, Reinbeck 2014

Claudia Cardinal: lebe und lerne sterben. Ein Praxisbuch. Patmos, Düsseldorf 2007.

Elisabeth Kübler-Ross: Interviews mit Sterbenden. Knaur, Stuttgart, 1999.

Bronnie Ware: 5 Dinge, die Sterbende am meisten bereuen. Einsichten, die Ihr Leben verändern werden. Arkana, München 2013.

Waldemar Pisarski: Auch am Abend wird es licht sein. Die Kunst, zu leben und zu sterben. Claudius, München 2005.

GEO Wissen: Vom guten Umgang mit dem Tod. Nr. 51/2013. G+J Wissen GmbH, Hamburg 2013.

Der Spiegel Wissen: Abschied nehmen. Vom Umgang mit dem Sterben. Nr. 4/2012. SPIEGEL-Verlag, Hamburg 2012.

Gian Domenico Borasio: Über das Sterben. Was wir wissen. Was wir tun können. Wie wir uns darauf einstellen. dtv, München 2013.

Michael de Ridder: Wie wollen wir sterben? Ein ärztliches Plädoyer für eine neue Sterbekultur in Zeiten der Hochleistungsmedizin. Pantheon, München 2011.

Wegleitner, Heller, Heimmerl (Hg.): Zu Hause Sterben. Der Tod hält sich nicht an Dienstpläne. Der Hospiz Verlag, Ludwigsburg 2012.

Pim van Lommel: Endloses Bewusstsein. Neue medizinische Fakten zur Nahtoderfahrung. Patmos, Ostfildern 2011.

Sogyal Rinpoche: Das tibetische Buch vom Leben und vom Sterben, O. W. Barth (Scherz), Bern 2003.

Gerda und Rüdiger Maschwitz: Spirituelle Sterbebegleitung. Manukau, Murnau 2013.

Alexander Eden: Blick in die Ewigkeit. Ansata, München 2013.

Thomas Sitte (Hg.): Die Pflegetipps. Palliative Care. Broschüre Gratis erhältlich bei der Deutschen Palliativstiftung.
Kostenloser download unter: www.palliativstiftung.de/verlag-shop.html

Thomas Sitte: Palliativpflege durch Angehörige. Hinweise für die Betreuung und Pflege schwerkranker Menschen. C.H. Beck, München 2014.

Prof. Dr. Christoph Student / Deutsches Institut für Palliative Care: Zuhause Sterben

Wolfgang Putz, Beate Steldinger: Patientenrechte am Lebensende, dtv, München 2012.

LITERATURTIPPS (NICHT NUR) FÜR KINDER UND JUGENDLICHE

Petermann, Ulrike: Die Kapitän-Nemo-Geschichten. Geschichten gegen Angst und Stress. Herder, Freiburg 2013.

Éric-Emmanuel Schmitt: Oskar und die Dame in Rosa. Fischer, Frankfurt 2005.

Sabine Rachl: Tavias Reise, ATP-Verlag, Köln 2014.

Dada Peng: Mein Buch vom Leben und Sterben. Gütersloher Verlagshaus, Gütersloh 2013.

Barbara Stäcker, Dorothea Seitz: Nana... der Tod trägt Pink. Der selbstbestimmte Umgang einer jungen Frau mit dem Sterben. Irisana, München 2013.

Sabine Krüger: Jonas. Über das Leben, die Krankheit und den Tod meines Kindes. 2. erweiterte Auflage. Hübner, Lehrte 2011.

Elisabeth Kübler-Ross: Kinder und Tod. Knaur, Stuttgart 2000.

Hoffmann, Freudenberg, Michaux (u.a.): „Doch nicht unser Kind ..." Unterstützung für Eltern krebskranker Kinder. Schattauer, Stuttgart 2013.
Auf der Internetseite dieses Buches finden Sie Entspannungsgeschichten für Kinder zum Herunterladen: www.schattauer.de/Hoffmann-2891.html

Barbara Cramer: Bist du jetzt ein Engel? Mit Kindern über Leben und Tod reden. dgvt-Verlag, Tübingen 2008.

Martina Plieth: Kind und Tod. Zum Umgang mit kindlichen Schreckensvorstellungen und Hoffnungsbildern. Neukirchener Verlagsgesellschaft, Neukirchen-Vluyn 2011.

Ulrich Petermann: Entspannungstechniken für Kinder und Jugendliche. Ein Praxisbuch. Beltz, Weinheim 2005.

Dietmar Ohm: Progressive Relaxation für Kids. Die praktische Anleitung: So üben Sie die Tiefmuskelentspannung mit Ihrem Kind. TRIAS, Stuttgart 2000.

HÖRBÜCHER

Elisabeth Kübler-Ross: Leben und Sterben. Original Vortrag von 1982. CD, 91 Minuten, Silberschnur, Güllesheim 2004.

Elisabeth Kübler-Ross: Über den Tod und das Leben danach. Sterben ist nur ein Umziehen in ein schöneres Haus. Hörbuch auf CD. Silberschnur, Güllesheim 2001.

DVD

Halt auf freier Strecke (Regie: Andreas Dresen) www.halt-auf-freier-strecke.pandorafilm.de

TRAUER.WEGE.FINDEN Dokumentarfilm, der sich an Trauernde richtet www.fromo.de/trauer-wege-finden

MUSIK

Musik zur Tiefenentspannung: Galina and Cliff Sanderson: Mind Music. Music for Deep Relaxation, Rejuvenation and Self –Transformation (19,80 € / mp3-Download im Internet 9,95 €)

MEDITATION

Angeleitete Meditation, Liegemeditation mit Körperscan und Klangschalen-Meditation:
Jon Krabat-Zinn, Ulrike Kesper-Grossmann: Die heilende Kraft der Achtsamkeit. Buch und 2 CDs, Arbor, Freiamt 2004.

INTERNET, MEDIATHEKEN

Der blog „Arbeit und Struktur" des verstorbenen Schriftstellers **Wolfgang Herrndorf**, in dem er über drei Jahre sein Sterben öffentlich machte: www.wolfgang-herrndorf.de/archiv

ARD Themenwoche „Leben mit dem Tod"
Im November 2012 beschäftigte sich die ARD eine Woche lang mit dem Thema Sterben, Tod und Trauer: web.ard.de/themenwoche_2012

Preisgekröntes Projekt: **30 junge Menschen** sprechen mit sterbenden Menschen und deren Angehörigen. www.30jungemenschen.de

> Alle genannten Links und Adressen sowie Filmbeiträge und Neuigkeiten finden Sie auch auf der Internetseite:
> **www.zuhausesterben.de**

Die Autorin hat bei der Erstellung dieses Buches Informationen und Tipps mit großer Sorgfalt recherchiert und geprüft. Trotzdem erfolgen alle Angaben ohne Gewähr. Verlag und Autorin können keinerlei Haftung für etwaige Schäden oder Nachteile übernehmen, die sich aus der praktischen Umsetzung der in diesem Buch vorgestellten Hinweise und Ratschläge ergeben.